卵巢早衰的中医药防治

主编◎张玉珍　史　云

中国中医药出版社
·北　京·

图书在版编目（CIP）数据

卵巢早衰的中医药防治 / 张玉珍，史云主编 .—北京：中国中医药出版社，2016.2（2025.3重印）

ISBN 978-7-5132-2774 -2

Ⅰ . ①卵⋯ Ⅱ . ①张⋯ ②史⋯ Ⅲ . ①卵巢疾病—中医疗法 Ⅳ . ① R271.917.5

中国版本图书馆 CIP 数据核字（2015）第 225464 号

中国中医药出版社出版
北京经济技术开发区科创十三街 31 号院二区 8 号楼
邮政编码 100176
传真 010 64405721
北京盛通印刷股份有限公司印刷
各地新华书店经销

*

开本 710×1000 1/16 印张 15 字数 214 千字
2016 年 2 月第 1 版 2025 年 3 月第 6 次印刷
书号 ISBN 978-7-5132-2774-2

*

定价 49.00 元
网址 www.cptcm.com

服务热线 010 64405510
购书热线 010 64065415 010 64065413
微信服务号 zgzyycbs
书店网址 csln.net/qksd/
官方微博 http：//e.weibo.com/cptcm
淘宝天猫网址 http：//zgzyycbs.tmall.com

《卵巢早衰的中医药防治》
编 委 会

主　编　张玉珍　史　云

副主编　赵　颖　廖慧慧

编　委（按姓氏笔画排序）

史　云　李　珂　张玉珍　陈丽霞

庞震苗　赵　颖　蔡平平　廖慧慧

“加减归肾丸抗卵巢衰老的作用机理与物质基础研究”
［国家自然科学基金（81202717）］项目支持

第一批全国中医学术流派传承工作室
“岭南罗氏妇科流派传承工作室”

刘 序

近20年来，卵巢早衰发病率有上升和年轻化趋势，属妇科临床比较疑难的病症。西医治疗本病常用激素替代，副作用较大，故求助于中医治疗的患者较多，而中医治疗亦不十分理想。本病严重影响年轻患者的身心健康和家庭和睦，所以研究这一疾病具有重要的社会意义。

张玉珍教授是当代中医妇科泰斗罗元恺教授的学术继承人，她从年轻时代就智慧超群，勤奋学习，博采众长，在继承和发扬罗老学术思想方面颇有心得，这就是她带领弟子们勇于攻克这一疑难病症的基础所在。

本书分上、中、下三篇，衷中参西，系统地介绍了卵巢早衰的中医药防治，并做了相关的专题研究和临床医案举隅，借以印证中医药防治卵巢早衰的理论和临床疗效。特别是介绍了中医药防治卵巢早衰的思路与方法，并从多渠道来防治这一疑难病症，体现了临床实用性。

本书的成功在于它是目前首部中医药防治卵巢早衰的专著，它体现出有继承、有创新、有理论、有实践的特点。本书文字不多，但分量厚重，贯穿着三代中医人对本病理、法、方、药的探索；在编书的形式上别具一格，值得借鉴。

此外，本书给我的启迪是：若经过进一步的梳理，可编入教材或教参，但建议首先要确定一个中医病名，与西医称的卵巢早衰相对应，以便构成中医学疾病系统，如称之为“天癸早竭”，特提供学术界商榷。

谨此推荐本书以飨读者。

国医大师
成都中医药大学教授 刘敏如

2015年6月30日于香港

罗 序

生殖健康是健康的基石，关系到家庭的幸福，后代的健康，社会的稳定。中国古代文献中对于生殖健康的记载甚多，在中医经典著作《黄帝内经》中已有关于生殖理论的阐述。对于女性生长、发育、生殖、衰老的规律及其机理的论述，是中医妇科学理论的基础。我国在宋代已有专科的设立，产科是最早设立的专科之一。当时已有中医妇科与产科的专著《妇人大全良方》。明清时期，妇科专著众多，对妇科疾病的理法方药完备，为保障妇女的生殖健康，为中华民族的繁衍做出了重要贡献。中医妇科极具中医特色与专科优势，历史上名医辈出，代有传人，灿若繁星。

广州中医药大学张玉珍教授是全国第五批名老中医药专家学术继承工作的导师。她1969年毕业于广州中医学院，早年跟随全国著名中医学家罗元恺教授从事临床、教学与研究工作，我们同期在1991年作为全国首批名老中医药专家罗元恺学术继承人，于1994年获得出师证书。她深得罗老的真传，是我所尊敬的学长。张教授致力于中医事业46年，医术精湛，学验俱丰。她协助罗老研发“滋肾育胎丸”和“田七痛经胶囊”；协编《中医妇科学》五版教材、教参和《实用中医妇科学》。其后，又主编国家级“十五”“十一五”“十二五”规划教材《中医妇科学》（中国中医药出版社），在全国有较大的学术影响。近10余年来，她把卵巢早衰的研究作为主攻方向。不少患者经过治疗走出绝望的困境，卵巢功能得到改善，甚至还圆了做母亲的梦！功莫大焉！

卵巢早衰是妇科疑难病症，导致女性提早绝经、不孕，影响生活质量。目前西医治疗并没有切实有效的方法，只能进行激素序贯疗法以维持月经来潮，患者往往心身俱损。张教授潜心研究逾十载，以中医理论指导临床，辨证论治，采用中药汤剂、膏方进行个体化治疗，又指导一批博士生进行中医病机和药效学的研究，形成了系列的诊疗方案，并提出“围早衰期”的概念，以指导预防和早期干预，体现了她宅心仁厚的高尚医德和力克疑难的深厚中医功力，为患者带来一线希望。现在她把积累多年的经验与心悟结集出版，让更多的同道分享她的研究成果，可以造福更多的患者。善莫大焉！

岭南医学源远流长，是岭南文化与中医药文化荟萃的结晶，既善用岭南地方草药，亦吸取外来医药精华，成为独具一格的地域性中医流派。我们从2009年开始把学术流派研究纳入重点学科建设。2012年，“岭南罗氏妇科流派传承工作室”获国家中医药管理局首批中医流派工作室立项。张玉珍教授的这部新作是她对岭南罗氏妇科流派研究与发展的贡献。谨为之序。

中华中医药学会妇科分会主任委员

广州中医药大学第一附属医院妇儿中心主任　罗颂平

“岭南罗氏妇科流派传承工作室”负责人

2015年盛夏于广州

编写说明

卵巢早衰的中医药防治，是我为之奋斗了40多年的中医梦。

我清楚地记得，第一次接触到“卵巢早衰”这个病是在1971年。那一年，广州中医学院分派我和另外3位老师一起到海南建设教学基地半年并学习西医妇产科。当时的妇产科主任因某种因素自身就患有卵巢早衰，我一到那里，她就要求我给她开中药治疗，并鼓励我说：“西医对卵巢早衰只能用激素，疗效不好，副作用大，希望你们中医能治疗卵巢早衰。”她的话深深地触动了我。后来我给她用中药辨证治疗，取得了一定的效果，这对我是极大的鼓舞。自此以后，中医药防治卵巢早衰成为我为之奋斗的中医梦，40多年来不曾懈怠。

我在1976年9月16日被罗元恺教授选为助手，后被确定为罗元恺学术继承人。在跟师的18年中，我有很多机会向恩师及全国著名的中医妇科专家请教，尤其在学习、总结、传承罗元恺教授对中医妇科理论的研究及其在调经、助孕、安胎等系列临床和科研中，使我逐渐掌握了恩师首先提出的女性生殖轴。我深刻地体会到这是打开中医药防治妇科疑难病证的金钥匙。1991年我收集了恩师罗元恺用中医药治愈的卵巢早衰的验案，虽仅一例，却凝聚了恩师罗元恺教授治愈卵巢早衰的宝贵经验，反映了他治疗卵巢早衰重视调整肾阴阳和重视肾脾、气血，配合使用具有调经、助孕、安胎多重疗效的滋肾育胎丸的思路和方法。

近20年来，我发现卵巢早衰的发病率有上升和年轻化的趋势，严重影响患者的生殖健康，给患者及其家庭带来极大的痛苦。我先后治愈了数十例卵巢早衰案例，其中部分患者陆续地怀孕了，甚至还有自然怀孕并生育

2次的案例。责任感和使命感令我决心去攻克这个疑难病症。从2003年3月至2005年3月带领我的博士研究生史云开始了卵巢早衰的临床和实验研究，我们师生经历了十分艰难的选题、开题、临床、实验、结题、博士研究生论文答辩等环节，终于取得了优秀的成绩。其后又有3个博士生从不同的角度进行了研究，她们不但在读博期间努力研究，毕业后仍然在各自的工作岗位申报各级课题继续研究。现在我虽然已退休多年，每天仍有很多来自全国各地的要求用中药治疗卵巢早衰的患者。我是第五批全国老中医药专家学术经验继承指导老师，我的弟子赵颖、廖慧慧与史云同心协力继续研究，对我是极大的鼓舞和安慰。我在2014年全国中医妇科学术年会上也呼吁学会组织专题研究。

岭南罗氏妇科传承全国著名妇科专家罗元恺教授的学术思想和临床经验，借此第五批师承弟子赵颖、廖慧慧师承罗元恺弟子张玉珍结业之际，献上此书供同道们共同探讨，一同研究中医之道。

张玉珍

2015年10月

目录

CONTENTS

上篇　中医妇科学基础理论概述

第一章　女性生殖器官解剖　/ 003

第一节　内生殖器官　/ 003

第二节　外生殖器官　/ 005

第二章　中医对月经的认识及生殖轴调节　/ 007

第一节　月经生理　/ 007

第二节　月经产生的机理　/ 009

第三节　肾 – 天癸 – 冲任 – 胞宫轴的由来和发展　/ 016

第三章　妇科疾病的病因病机　/ 022

第一节　病因　/ 022

第二节　病机　/ 039

第四章　月经病的辨治撮要　/ 054

第一节　月经病辨证要点　/ 054

第二节　调经的思路与方法　/ 054

中篇　卵巢早衰的中医药防治

第一章　卵巢早衰的概念、病因及诊断标准　/ 065

第一节　卵巢早衰的概念及病因　/ 065

第二节　卵巢早衰的诊断标准　/ 069

第三节　卵巢储备功能的检测方法　/ 072

第二章　卵巢早衰的相关中医药文献研究　/ 085

第三章　卵巢早衰的病因病机　/ 099

第四章　卵巢早衰的治疗　/ 102

第一节　中医药防治卵巢早衰的思路与方法　/ 102

第二节　卵巢早衰的辨证论治　/ 109

第三节　卵巢早衰的病证结合论治　/ 111

第四节　卵巢早衰的情志疗法　/ 112

第五节　卵巢早衰的饮食调补　/ 118

第六节　卵巢早衰的维持治疗　/ 121

第七节　中药膏方在卵巢早衰中的应用　/ 122

第六章　卵巢早衰医案　/ 128

第一节　罗元恺教授治疗卵巢早衰病案 1 例　/ 128

第二节　张玉珍教授治疗卵巢早衰病案 8 例　/ 130

第七章　卵巢早衰的中医药研究展望　/ 167

下篇　卵巢早衰相关专题研究

补肾健脾、调肝活血法治疗卵巢功能早衰 30 例临床观察　/ 173

加减归肾丸含药血清对卵巢颗粒细胞凋亡的影响　/ 181

加减归肾丸治疗卵巢储备功能减退临床观察　/ 187

滋肾育胎丸治疗脾肾虚弱型卵巢储备功能减退临床观察　/ 193

卵巢早衰发病可能性预测的数学模型的构建　/ 199

卵巢早衰患者个性特征与心理健康状况调查　/ 206

补肾健脾法对卵巢早衰小鼠 INH-β 及其基因表达影响的研究　/ 212

补肾健脾法对卵巢功能围早衰患者卵巢储备功能影响的临床研究　/ 218

主要参考文献　/ 224

上篇

中医妇科学基础理论概述

第一章　女性生殖器官解剖

解剖一词，最早见于《灵枢·经水》。其云："若夫八尺之士，皮肉在此，外可度量切循而得之，其死可解剖而视之。"虽然中医学对人体的认识略于解剖而详于功能，但解剖对阐述生理、病因、病机、诊断和防治疾病都有重要的临床指导意义。古人对女性生殖器官的解剖名称、位置及其功能的认识，散载于历代医著中，现分内生殖器官和外生殖器官予以介绍。

第一节　内生殖器官

内生殖器官是指生殖器官内藏部分，包括阴道、胞宫、子宫等。

一、阴道

阴道，又称产道，意指胎儿分娩时所经之道路，位于子宫与阴户之间。阴道之名最早见于《诸病源候论》，本书列有"产后阴道痛肿候"和"产后阴道开候"。"阴道"是中医固有的名称，与西医解剖学中的阴道名称、位置及功能相一致。

阴道是防御外邪入侵的关口，是排出月经、分泌带下的通道，是阴阳交合的器官，又是娩出胎儿，排出恶露的路径，故亦称产道。阴道可反映妇女脏腑、精气津液的盛衰，如肾、肝、脾功能正常，则阴道发育正常，阴中润泽；若肝肾不足，可引起阴道发育不良，或阴道干涩。

二、胞宫

对现有文献循查，胞宫最早见于北宋朱肱撰《活人书·卷十九》："热入胞宫，寒热如疟。"其后南宋齐仲甫《女科百问》、陈自明《妇人大全良方》

和元代罗天益《卫生宝鉴·妇人门》均原文引用。全国历版教材《中医妇科学》多把“胞宫”“子宫”定为女性名称不同，实为相同的内生殖器官，如二版教材《中医妇科学》说：“胞宫，亦称女子胞（即子宫）”。五版教材《中医妇科学》说：“子宫，即女子胞。又名胞宫……”卵巢和输卵管（附件）在中医古籍中没有相应的命名。随着学术的发展和中西医之间的互相渗透，现代中医妇科学术界根据《内经》相关经文创新提出的“肾-天癸-冲任-胞宫轴”新理论已被认同。为了遵循女性生殖器官的解剖形态结构，又重视其功能尤其是肾主生殖的功能，结合临床实用，便于阐述，由张玉珍主编、刘敏如教授主审的普通高等教育“十五”“十一五”“十二五”国家级规划教材，新世纪全国高等中医药院校规划教材，对胞宫和子宫的概念做了如下修订：

胞宫是女性特有的内生殖器官的概称，胞宫的功能涵盖了内生殖器官子宫、卵巢、输卵管的功能。胞宫除与脏腑、十二经脉互相联系外，与冲任督带的关系更为密切。胞宫受肾、天癸主宰，汇通冲任督带，以“出纳精气”通脑髓、联五脏、主司子宫，使子宫具有行经和种子育胎的正常功能。此外，还有胞脉、胞络，是附于胞宫并联属心肾的脉络。《素问·评热病论》曰：“胞脉者，属心而络于胞中。”《素问·奇病论》又曰：“胞络者系于肾。”胞脉、胞络使心气下达胞宫和肾精营血输注胞宫以发挥其功能作用。

子宫，是女性特有的内生殖器官。“子宫”一词，最早见于秦汉时期成书的《神农本草经·紫石英》条下“女子风寒在子宫，绝孕十年无子”。《内经》称子宫为“女子胞”“子处”，属“奇恒之府”。

金元时期著名医家朱丹溪在《格致余论·受胎论》中描述了子宫的功能和形态：“阴阳交媾，胎孕乃凝，所藏之处，名曰子宫。一系在下，上有两歧，一达于左，一达于右。”明确指出子宫是阴阳交合，胎孕凝结所藏之处。明代张景岳在《类经附翼》中描述：“子宫……居直肠之前，膀胱之后。”在《类经》中指出子宫的功能为：“女子之胞，子宫是也，亦以出纳精气而成胎孕者为奇。”张景岳在《景岳全书·妇人规》中进一步描述子宫的形态为“形如合钵”。

子宫在未孕的状态下呈前后略扁的倒梨形，壁厚而中空。子宫下部呈圆柱状，暴露于阴道部分的为子宫颈口，中医称子门，出自《灵枢·水胀》:“石瘕生于胞中，寒气客于子门，子门闭塞，气不得通，恶血当泻不泻。”《类经》注释说：“子门，即子宫之门也。”子宫包括了形如合钵而中空的子宫体和呈圆柱状的子宫颈。子宫的功能是主行月经、分泌带下、种子育胎、发动分娩、排出恶露。子宫的特性是在胞宫的主司下具有明显的周期性月节律。子宫又是奇恒之府，它的功能不同于一般的脏腑，脏藏精气而不泻，腑传化物而不藏，而子宫能藏能泻，藏泻有序，故子宫的又一个特性是：非脏非腑，亦脏亦腑，能藏能泻。

新界定后的子宫与西医所指子宫之名称、位置相同，功能相近。

新界定的胞宫与子宫的概念虽有所不同，但二者互相联系，不可分割。在阐述妇女生理、病机时，对妇科疾病进行诊断、辨证、确定病位和治法时，胞宫、子宫各有其义，应互为补充灵活应用。

第二节　外生殖器官

外生殖器官是指生殖器官外露部分，包括毛际、阴户、玉门。《灵枢·经脉》称为“阴器”,《素问·厥论》称“前阴”。汉代《养生方》中的“女阴图”，是现存最早的女性外生殖器图。

一、毛际（阴阜）

毛际，主要指前阴隆起的脂肪垫，即阴阜。青春期开始生长阴毛，与月经初潮时间大致同步。《灵枢·经脉》云“胆足少阳之脉……绕毛际”，第一次出现了毛际的解剖名称。阴毛，亦称之为“性毛”，具有男女性别的特征，成熟女性的阴毛呈尖端向下的倒三角形。阴毛在一定程度上能反映肾气的盛衰，阴毛异常也是部分疾病的特征。如卵巢早衰病人会出现阴毛过早脱落、变白。

二、阴户

阴户，又称四边。最早见于《校注妇人大全良方·求嗣门》：“登厕风入阴户；便成痼疾。”前起阴蒂，后至阴唇系带，左右大、小阴唇之间，阴道口外的前后左右，故称之为“四边”，出自《诸病源候论·卷三十八》。后世很少用“四边”，多用“阴户”之名称。

三、玉门

玉门，古称廷孔，即阴道口。廷孔出自《素问·骨空论》，曰：“督脉者，起于少腹以下骨中央，女子入系廷孔。”张志聪注：“廷孔……妇人之产门也。”可见廷孔，是玉门的最早名称。玉门的位置，《素问·骨空论》谓：“其孔，溺孔之端也。”指出阴道口的位置在尿道口（溺孔）之端。《备急千金要方》记述玉门的位置“在玉泉下，女人入阴内外之际”。同时也记载了“妇人阴阳过度，玉门疼痛”和“产劳玉门开而不闭”的病证。可见玉门即西医解剖学中的阴道口处女膜的部位。古人也有根据婚嫁、产与未产的不同，对阴道口冠以不同的命名，如《诸病源候论·卷三十七》说：“已产属胞门，未产属龙门，未嫁属玉门。”

玉门是防御外邪入侵之门户，是行月经、泌带下之出口，是合阴阳之入口，又是娩出胎儿、胎盘、排出恶露之产门。

中医学认为外生殖器官与脏腑的关系密切。《素问·金匮真言论》说：“肾开窍于二阴。”《灵枢·经脉》云：“肝足厥阴之脉……过阴器。”《诸病源候论》又说：“肾荣于阴器。”说明女阴的发育能反映肝肾功能，卵巢早衰多伴有内外生殖器官过早萎缩、干涩，给患者带来痛苦。女阴的病证在脏腑辨证也多从肝肾论治。

（张玉珍）

第二章　中医对月经的认识及生殖轴调节

第一节　月经生理

月经是女子最显著的生理现象，指的是有规律的周期性的子宫出血。一般以一个阴历月为一个周期，有如月相之盈亏，潮汐之涨落，月月如期，经常不变，信而有期。故又称“月信”“月事”“月汛”“月水”。月经来潮是女子发育趋于成熟并开始具有生育能力的标志。李时珍在《本草纲目·妇人月水》中指出：“女子，阴类也。以血为主。其血上应太阴，下应海潮。月有盈亏，潮有朝夕，月事一月一行，与之相符。故谓之月信、月水、月经。经者，常也，有常规也”。所谓“常”也，既指月经一月一潮经常不变的周期规律性，又指月经的经期、经量、经色、经质应基本如常。

西医认为月经是伴随卵巢周期性变化而出现的子宫内膜周期性脱落及出血。规律月经的建立是生殖功能成熟的重要标志。

（一）月经的生理表现

初潮：第1次月经来潮称为“初潮”。初潮年龄多在13～14岁之间，即“二七”之年。因地域、气候、营养、遗传、体质状况等因素的影响而有差异，可以早至11～12岁，或迟至16岁。

周期：月经有月节律的周期性。出血的第1天为月经周期的开始，两次月经第1天的间隔时间称为1个月经周期。一般为28～30天。周期的长短因人而异，在21～35天之内亦属正常，但应有规律性，相对恒定。

经期：即月经的持续时间。正常为3～7天，多数在3～5天。

月经的量、色、质：一般在经期第2～3天经量较多。月经量难以准确测量，一般以卫生巾的用量粗略估计，总量为30～80mL，因人而异。经色暗红，经质稀稠适中，不凝固，无血块，无臭气。

月经期表现：月经期间一般无特殊症状。部分女子在经前或经期可出现轻微的小腹胀、腰酸、乳胀，或情绪不稳定，经后自然缓解，一般不影响其生活、学习和工作。此乃经前冲任气血充盛，气血变化较剧，子宫血流量增加，气机易于郁滞的结果，不做病论。

绝经：以停经一年以上的最后一次月经为标志。我国妇女绝经年龄一般在 45 ～ 55 岁，平均为 49 岁。受体质、营养等因素的影响而有差异。

女性在月经初潮后 1 ～ 2 年内，月经或提前，或推后，甚或停闭数月。这是身体发育尚未完善之故。一般可逐渐形成正常的周期。妇女在妊娠期间月经停闭，哺乳期亦多数无月经来潮。这些均属于生理性停经。在绝经前，也会出现月经周期的紊乱，一般历时 1 ～ 3 年，月经才逐渐停闭。

此外，还有一些特殊的月经现象：身体无病而月经定期两月一至者，称为“并月”；三月一至者，称为“居经”或“季经”；一年一至者，称为“避年”；终身不行经而能受孕者，称为“暗经”。妊娠早期，个别妇女仍按月经周期有少量出血而无损于胎儿者，称为“激经”，又称“盛胎”“垢胎”。以上特殊生理现象，若无不适，不影响生育，可不作病论。即以生育能力是否正常为主要依据，结合局部和全身情况，判断其是否属于病态。

（二）月经周期节律

月经具有周期性、节律性，是女性生殖生理过程中肾阴阳消长、气血盈亏规律性变化的体现。一般把月经周期划分月经期、经后期、经间期和经前期 4 个不同阶段。在不同阶段，阴阳气血呈周期性消长变化，形成胞宫定期藏泻的节律，并以每月一次的月经来潮为标志。

1. 行经期

月经的来潮，既是本次月经的结束，又代表新的周期开始。这一时期是由阳转阴的转化期，此时阳长至重，重阳必阴，在阳气的推动下，血海由满而溢，子宫泻而不藏，血室正开，经血下泄，除旧生新。此期的“泻”是为了下一个阶段的“藏”。其目的实际上在于保护新生，形成下一个新的周期。气血活动呈下行状态。

2. 经后期

经后期指月经干净后到经间期前。此期子宫胞脉相对空虚，阴血亦相对不足。血海空虚渐复，子宫藏而不泻，阴血渐长，呈现阴长的动态变化。阴长，是指肾水、天癸、阴精、血气等渐复至盛，而致重阴。重阴，是指月经周期阴阳消长节律中的阴长高峰时期。

3. 经间期

经间期指两次月经的中间时期，亦称为氤氲之时、“的候”期、“真机”期，相当于西医所称之排卵期。一般会出现锦丝状带下。通过经后期蓄养，使阴精渐充，冲任气血旺盛，达到重阴状态，重阴必阳。这一时间的生理特点在于重阴转阳、阴盛阳动，乃种子之“的候”。

4. 经前期

经前期即经间期之后至下次月经来潮之前的时期。此期阳长较快，阴盛阳生渐至重阳。重阳，指月经周期阴阳消长节律中阳生的高峰时期，此时胞宫、胞脉、冲任等气血盈满，阴阳俱盛，以备种子育胎。若真机期阴阳交媾，胎元已结，则精血聚以养胎，子宫藏而不泻，月经停闭。如未结胞胎，阳盛则开，血室重开，去旧生新，血海由满而溢，月经来潮，又进入下一个周期。

月经周期中四个不同时期如此循环往复，周而复始，阴阳气血周期性地消长转化，子宫定期藏泻，形成了月经周期的月节律。月经周期各期阴阳转化及气血盈亏变化的规律，是指导调经的基础理论之一。

（赵颖）

第二节　月经产生的机理

月经的产生，是肾、天癸、冲任、胞宫相互调节，并在全身脏腑、经络、气血的协调作用下，胞宫定期藏泻的结果。《素问·上古天真论》曰：“女子七岁，肾气盛，齿更发长；二七而天癸至，任脉通，太冲脉盛，月事以时下，故有子；三七，肾气平均，故真牙生而长极；四七，筋骨坚，发长极，身体盛壮；五七，阳明脉衰，面始焦，发始堕；六七，三阳脉衰于上，面皆焦，发始白；七七任脉虚，太冲脉衰少，天癸竭，地道不通，故形坏而无子也。”这是对月经产生及绝经机理的基本阐释。要充分理解月经产生的机理，需要在中医基础理论指导下，从脏腑、天癸、气血、冲任督带、胞宫与月经的关系上进行阐述。

一、脏腑与月经

月经的产生，肾起主导作用，与肝、脾关系尤为密切。

1. 肾

月经的产生以肾为主导。肾主封藏，肾藏精，主生殖。《素问·六节藏象论》曰：“肾者主蛰，封藏之本，精之处也。”《素问·金匮真言论》曰：“精者，生之本也。”精是禀受于父母的生命物质与后天水谷精微相融合而形成的精微物质，是构成人体的基本物质，也是生殖的基础。《灵枢·决气》指出：“两神相搏，合而成形，常先身生是谓精。”此为先天生殖之精，男女皆有，为元阴、元精。其他脏腑所化生的精气也藏之于肾，不断充养先天生殖之精。《素问·上古天真论》说：“肾者主水，受五脏六腑之精而藏之。”此为后天水谷之精。肾藏精，指肾具有生成、贮藏和施泻精气的功能。精藏于肾，先天生殖之精与后天水谷之精皆藏于肾，依赖肾气的贮藏和施泻作用发挥其主生殖的生理功能。肾为先天之本，元气之根；肾藏精，精化气，精气即肾气，寓元阴元阳，即肾阴肾阳，是维持人体阴阳的本源。女性一生各阶段的生理特征是肾气自然盛衰的反映。肾气盛，天癸至，月经来潮。

肾为天癸之源。肾气盛，天癸至，则月事以时下；肾气衰，天癸竭，则月经断绝。女子到7岁左右，脏腑渐充，肾气乃盛，生长发育较快。后天之精不断充养先天之精，使藏之于肾的天癸渐趋充盛，到了二七之年，则天癸至，并促使冲任二脉通盛，月经初潮。此后，随肾气的充盛，每月天癸泌至，呈现消长盈亏的月节律，经调而子嗣。其后，随肾气的虚衰，天癸亦渐竭，经断而无子。

肾为冲任之本。冲为血海，是十二经脉气血汇聚之处，聚脏腑之血，冲脉气血充盛，使子宫满盈；任为阴脉之海，使所司之精、血、津液充沛。任通冲盛，月事以时下，任虚冲衰则经断而无子。故冲任二脉直接关系月经的潮与止。肾经与冲脉下行支相并而行，与任脉交会于关元，冲任的通盛以肾气盛为前提，故冲任之本在于肾。

肾为气血之根。肾藏精，精化气，精生血。《冯氏锦囊秘录》说："气之根，肾中之真阳也；血之根，肾中之真阴也。"阐明了肾有阴阳二气，为气血之根。

肾与胞宫相系。肾通过胞络与胞宫直接联系。《素问·奇病论》曰："胞络者，系于肾。"《难经》曰："命门者……女子以系胞。"胞宫司月经，肾与胞宫相系，肾司开阖，亦主子宫藏泻有常。

肾与脑髓相通。肾主骨生髓，髓通于脑，脑为髓海，故肾与脑相通，脑、髓、骨均属肾所主。脑为元神之府，主宰人体的一切生命活动，月经的产生也离不开脑的调节。

肾为五脏阴阳之本。肾为水火之宅，寓真阴而涵真阳。肾阴充则全身诸脏之阴亦充，肾阳旺则全身诸脏之阳亦旺盛。如《景岳全书·传忠录》曰："命门为精血之海……为元气之根……五脏之阴气非此不能滋，五脏之阳气非此不能发。"肝肾同源、脾肾相资、心肾相济、肺肾共司脉气，肾的阴阳平衡，才能维持人体生理正常。

肾气盛，肾的阴阳平衡，天癸才能泌至，冲任二脉才能通盛，精血方能注入胞宫，化为月经，胞宫才能受孕育胎。《傅青主女科》云"经本于肾"，"经水出诸肾"。

2. 肝

肝藏血，主疏泄，具有贮存与调节血液，疏导气机的作用。脏腑所化生之血，除营养全身外，均储藏于肝。肝经与任脉交会于曲骨，与督脉交会于百会，与冲脉交会于三阴交。肝脉与胞宫是通过冲、任、督而间接联系的。冲为血海，肝又司血海，调节血海定期蓄溢，使月经周期、经期及经量保持常度，肝为血脏，与妇女生理有密切关系，尤其在月经的化生和量的调节方面起重要作用。肝气喜条达而恶抑郁，情志所伤往往影响肝经，导致肝气郁结而发生月经异常。

肝与肾同处下焦，乙癸同源，为子母之脏。肾藏精，肝藏血，肾中精气充盛，则肝有所养，血有所充；肝血满盈，则肾精有所化生。精血互生，同为月经提供物质基础，使经血源源不断。又肾主封藏，肝主疏泄，一藏一泻，使经水行止有度，经量如常。肾与肝相互协调，共同调节气血的藏泻，使血海按时满盈，则胞宫藏泻有期。

3. 脾（胃）

脾（胃）为后天之本，气血生化之源。脾主运化，脾气主升，具统摄血液、固摄胞宫之功，使血液循脉道而行，并维持胞宫、胞脉的正常功能。脾经与任脉交会于"中极"穴，又与冲脉交会于"三阴交"穴。脾与胞宫是通过任脉、冲脉间接联系的。脾与胃相表里，胃主受纳、腐熟水谷，其精微经脾之运化而化生气血，为多气多血之腑。胃气主降，足阳明胃经下行与冲脉交会于气街，冲脉赖此得到充养，而致"太冲脉盛"，这是"月事以时下"的一个重要条件。故曰"冲脉隶于阳明"。脾胃化生的气血，一方面充养肾精，另一方面又通过经络输注于胞宫，作为月经的主要来源。《女科经纶》引程若水说："妇人经水与乳，俱由脾胃所生。"指出了脾胃在女性月经、乳汁产生中的重要作用。

肾为先天之本，脾为后天之本，先天与后天相互资生。肾阳温煦脾阳，以维持脾胃的运化功能。

4. 心

心主血脉，心气有推动血液在经脉内运行的作用，心血充足时在心气的推动下则可达于胞脉，充于胞宫，有参与化生月经的功能。《素问·评热病论》曰："月事不来者，胞脉闭也。胞脉者，属心而络于胞中。今气上迫肺，心气不得下通，故月事衰少不来也。"指出了心与胞脉的联系。《仁斋直指方》云："血藏于肝，流注子脏，而主其血者在心。"又《素问·骨空论》言督脉"上贯心入喉"，可见心又可通过督脉与胞宫相联系。月经以血为本，胞脉不充或胞脉闭阻均可影响月经的正常来潮。心主神明，肾藏志，心居于上焦而属火，肾居于下焦而属水，心肾相交，上下交通，水火相济，是维持脏腑阴阳平衡的重要因素。心气下通于肾，《石室秘录》指出胞宫为“心肾接续之关”，心肾相交，神明清晰，血脉流畅，即可调节月事如常。

5. 肺

肺主气，朝百脉，调节气机，通调水道，输布精微于周身，若雾露之溉。精、血、津、液皆赖肺气之输布而达于胞宫。肺经与任脉交会于“咽喉”穴，《灵枢·营气》说：“督脉络阴器，上过毛中，入脐中，上循腹里，入缺盆，下注肺中。”肺与胞宫主要通过任脉、督脉间接联系。

心肺皆处于上焦，心主血，肺主气，共同调节气血之运行。

在调节气血和产生月经的过程中，五脏是相互协调的。唐容川在《血证论·阴阳水火气血论》中说：“血生于心火而下藏于肝；气生于肾水而上主于肺；其间运上下者，脾也。”脏腑通过胞脉、胞络、冲、任、督、带及十二经与胞宫联系在一起，维系着女性机体阴平阳秘，使精、气、血、津、液不断资生，以促进女子生长、发育及成熟，并为经、带、胎、产、乳提供物质基础。

二、天癸与月经

天癸属阴精，是肾精肾气充盛到一定程度时出现的具有促进人体生长、发育和生殖作用的一种精微物质。天癸源于先天，藏之于肾，并受后天水谷精气滋养，而逐渐趋于成熟泌至，至人体进入衰老期时，天癸又随肾气的虚衰而竭止。如马玄台注释《素问》时说：“天癸者，阴精也，盖肾属水，癸亦属水，由先天之气蓄极而生，故谓阴精为天癸也。”男女皆有天癸，藏之于肾，在肾气旺盛时期，肾中真阴不断充实，在后天水谷精微的滋养下化生并成熟泌至。《景岳全书·传忠录·阴阳篇》谓：“元阴者，即无形之水，以长以立，天癸是也，强弱系之，故亦曰元精。”《类经》云：“天癸者，言天一之阴气耳，气化为水，因名天癸……其在人身，是为元阴，亦曰元气……第气之初生，真阴甚微，及其既盛，精血乃旺，故女必二七，男必二八而后天癸至。天癸既至，在女子则月事以时下，在男子则精气溢泻，盖必阴气足而精血化耳。”《血证论·卷五·胎气》又指出：“故行经也，必天癸之水，至于胞中，而后冲任之血应之，亦至胞中，于是月事乃下。”

女子在14岁左右，天癸蓄极至盛，开始泌泄，通过系肾的胞络达于子宫，它使任脉所司精、血、津、液更加旺盛、充沛、通达，并使冲脉广聚脏腑之血而血盛，冲任二脉相资，由满而溢于子宫，女性出现初次月经来潮，标志女子生长发育进入到青春期阶段。“天癸至”，任通冲盛，促使血海充盈，子宫由满而溢，因而有月经来潮，并有孕育功能，则“月事以时下，故有子”。天癸始泄之后，进一步向成熟过渡，就形成了规律的泌泄，其泌泄是有节制的，因而使月经有了周期性排泄，女性表现出正常的月经周期生理。到49岁左右，“七七”之年，随肾气的虚衰而天癸竭，则月经亦随之停止来潮。“天癸竭，地道不通，故形坏而无子也”。说明天癸的“至”与“竭”是导致月经来潮与停闭的重要因素。天癸是月经产生的动力，其至、竭与生殖功能相始终。

三、气血与月经

妇人以血为基本，月经的主要成分是血。气为血帅，血为气母，血赖气的升降出入运动而周流。气血均来源于脏腑。气血和调，经候如常。气血“和调五脏，洒陈六腑”，“灌溉一身”，维系脏腑、经络的正常生理功能，也是脏腑、经络行使在月经产生中功能活动的基础。

四、经络与月经

经络是运行全身气血，联络脏腑形体官窍，沟通上下内外，感应传导信息的通路系统。与女性生理、病理特点联系最密切的是肾、肝、脾三经，及奇经八脉中的冲、任、督、带，尤其是冲任二脉最重要，如徐灵胎在《医学源流论》说：“冲任二脉，皆起于胞中，上循脊里，为经络之海，此皆血之所从生，而胎之所由系”。

冲脉、任脉与督脉皆起于胞中，一源而三歧，属奇经。

冲脉起于小腹胞中，其前行者，并任脉出会阴，其上行者行于脊柱之内，与诸阳经相通；其外行者经气街穴与足少阴经、足阳明经交会，沿腹部两侧上达咽喉，环绕唇口；其下行者与肾经相并，渗三阴，即间接联系于肝脾。通过经脉的沟通，冲脉既受到先天之本的肾中真阴真阳的资养，又得到后天之本的脾胃气血的补充，与十二经五脏六腑有密切关系，为十二经气血汇聚之所，具有调节十二经气血的作用。《灵枢·逆顺肥瘦》记载："夫冲脉者，五脏六腑之海也。"《灵枢·海论》曰："冲脉者，为十二经之海。"故有"十二经之海""冲为血海"之称。

任脉亦起自胞中，下出会阴，向前沿腹部正中线上行，至咽喉，上行环唇，分行至目眶下。任脉与肾经交会于关元；与肝经交会于曲骨；与脾经交会于中极，与手三阴经亦有交会，还与胃经交会于承浆，得胃气之濡养。任脉主一身之阴，为"阴脉之海"，可资冲脉，又得督脉相配，乃使任脉的经气流通，子宫得到阴精之充养，则月经、孕育正常。如王冰所言："冲脉任脉，皆奇经脉也，肾气全盛，冲任流通，经血渐盈，应时而下。冲为血海，任主胞胎，二者相资，故能有子。"又曰"谓之任脉者，女子得之以妊养也"，故有"任主胞胎"之说。

在天癸的作用下，冲脉广聚脏腑之气血，任脉所司之精、血趋于旺盛，并下注于胞宫，使月经来潮。

在此过程中，还有督脉的调节和带脉的约束作用。督脉与人体的诸阳经都相交或相会，有"阳脉之海"之说。督脉行于人体之后，主一身之阳，任脉行于人身之前，主一身之阴，二脉交会于龈交穴，一前一后，一主阴一主阳，循环往复，共同维系一身阴阳脉气之平衡。使气血调升，脏腑功能正常，保证子宫排出月经、妊养胎儿等功能发挥正常。带脉约束诸经，使经脉气血循行保持常度，又络胞而过，对胞宫有约束的作用，亦参与月经的调节。

冲、任、督三脉同起于胞中，一源而三歧，上与带脉相会，皆约于带脉，借十二经脉与脏腑相沟通。冲主血海，任为妊养，督为总督，带主约束，在天癸的作用下，各司其职，调节着月经的产生和维持其正常的生理状态。

五、子宫与月经

在肾、天癸的调节下，冲任二脉广聚脏腑之精血津液，受督带调约，协调作用于胞宫。胞宫主司子宫，子宫为血海，血海由盛而满，由满而溢。子宫主行月经，血溢子宫，而月经来潮。

综上所述，肾气盛，天癸至，任通冲盛，督带调约，协调作用于胞宫，使子宫血气满盈，应时而下，是月经产生的主要机理。月经生理现象是生殖功能正常的标志。月经周期是女性生殖周期。其中肾、天癸、冲任、胞宫是产生月经的中心环节，肾为主导，天癸为促进生长、发育和生殖的阴精与动力，冲任汇集脏腑气血下达于胞宫，胞宫藏泻有期，则月经按时来潮。各环节之间互相联系，不可分割，调节月经产生。现代中医称之为“肾－天癸－冲任－胞宫轴”。

（赵颖）

第三节 肾－天癸－冲任－胞宫轴的由来和发展

一、肾－天癸－冲任－胞宫轴的由来

罗元恺是我国著名的中医妇科学家，全国第一位中医教授，他创立了女性生殖轴理论。在1982年全国首届中医妇科学术研讨会上，罗元恺教授以“肾气、天癸、冲任与生殖”为题，阐述了“肾气、天癸、冲任的作用，肾气、天癸、冲任与生殖的关系”，首次提出“肾气、天癸、冲任、胞宫构成了生殖轴，为女性生殖功能与调节的核心”，这是当时中医学术界首见的中医学女性生殖轴雏形。虽然后来的一些学者亦有过类似文章，但从源流上看，罗老早在1965年及1974年已有文章论及中医学女性生殖观点，在此基础上提出了肾－天癸－冲任－子宫轴构想，并指导他的学术继承人开

展临床及科学研究，逐渐形成并不断完善了生殖学说，丰富了中医生殖轴理论，这一理论得到众多中医妇科学者不断地丰富和发展，并被引用于教材、教材参考书和指导临床以及启迪科研。因此，学术界公认这是中医妇科近代学术发展的重要贡献，并为国内医学界所认可。2014 年 11 月在纪念罗元恺教授百年诞辰大会上，成都中医药大学教授、国医大师刘敏如充分地肯定了罗元恺教授对于中医妇科生殖轴理论的贡献，特地撰文《罗元恺教授对中医生殖理论的贡献》，指出："中医妇科生殖轴的提出，应该属于罗元恺教授的贡献，载入中医妇科史册。"

刘敏如教授又指出：罗老在《肾气、天癸、冲任与生殖》一文中扼要梳理了古医籍中有关的中医生殖观点，指出肾气、天癸、冲任的概念首见于《黄帝内经》。《素问·上古天真论》曰："女子七岁肾气盛，齿更发长；二七而天癸至，任脉通，太冲脉盛，月事以时下，故有子；三七肾气平均，故真牙生而长极；四七筋骨坚，发长极，身体盛壮；五七阳明脉衰，面始焦，发始堕；六七三阳脉衰于上，面皆焦，发始白；七七任脉虚，太冲脉衰少，天癸竭，地道不通，故形坏而无子也。"《难经·三十五难》曰："谓肾有两脏也，其左为肾，右为命门。命门者，精神之所舍也。男子以藏精，女子以系胞，其气与肾通。"赵献可《医贯》谓："五脏之真，惟肾为根。"马玄台释之曰："天癸者，阴精也。盖肾属水，癸亦属水，由先天之气蓄极而生，故谓阴精为天癸也。"张介宾《景岳全书·传忠录》说："元阴者，即无形之水，以长以立，天癸是也。强弱系之，故亦曰元精。"其后亦有相继有关的记载，如李念娥《内经知要》释曰："肾水主五液，五气所化之液，悉归于肾。"这些是中医学有关生殖的传统记载。罗老领会："五液，指脏腑之阴液、津液，应包含量微而效宏的内分泌液。肾藏精，既受五脏六腑之精而藏之，更重要的是藏生殖之精。肾主骨生髓，脑为髓海，因此，中枢神经系统的部分功能亦归属于肾。天癸属阴精，又是无形之水，应是肉眼看不见而在人体内客观存在的一种微量体液，其盛衰关乎人体的生长发育和生殖功能。可认为天癸相当于垂体和性腺的内分泌素，曾有医家以天癸为月经者，则不确也。"罗老引证《灵枢·五音五味》云："冲脉、任脉皆起于胞中，上循背里，为经络之海。”王冰亦指出：“冲为血海，任主胞胎。”说明女子的月经和妊娠与冲任有密切关系，而男子的生殖器官和性功能也与冲任相关。徐灵胎在《医学源流论》中指出：“冲任二脉皆起于胞中，为经络之海，此皆血之所从生，而胎之所由系。明于冲任之故，则本源洞悉，而后所生之病，千条万绪，可以知其所起。并有经带之病，全属冲任之说。”所以，有关生殖的记载，明示了月经与天癸、冲任关系密切，非天癸即月经。叶天士《临证指南医案》认为，“八脉隶乎肝肾”，因“肝肾内损，延及冲任奇脉”，可见月经又与脏腑、天癸、冲任关系密切。由此，罗老继承了以上生殖观点，提出了女性“肾－天癸－冲任－子宫一条轴”学说，并不断研究，形成中医学女性生殖轴模式，填补了中医生殖学理论的缺如。

此后，罗元恺教授的女性生殖轴理论得到了众多医家的认可，被多版教材及著作引用，张玉珍主编的《新编中医妇科学》（2001 年 1 月出版）在“中医女性生理”和“病机”等章节中提出罗元恺教授创立了中医女性生殖轴。

这就是罗元恺教授创先提出了“肾－天癸－冲任－子宫一条轴”的中医学女性生殖轴的由来。

二、肾－天癸－冲任－胞宫轴的发展

中医女性生殖轴是在继承《内经》《难经》经典传统中医藏象学说、经络学说基础上的创新和发展，实际上中医“肾主生殖”也包含了性腺卵巢的功能。

中医藏象学说的发展，是建立在对实体脏腑解剖的基础上的，中医学、西医学对器官解剖、功能的认识是一致的，所不同的是在器官之外，中医借用了许多哲学思维模型扩大了脏腑的功能，如肾主生殖的内容很广。

罗元恺教授提出的女性生殖轴中的子宫是解剖实体子宫，而最重要的女性卵巢却无相应的中医名称。历版《中医妇科学》教材虽又明确胞宫即子宫，如何表达子宫外的内生殖器官成为中医妇科人的困惑并存在争议，也影响对生殖轴理论的理解及其应用。刘敏如教授在《罗元恺教授对中医生殖理论的贡献》一文中阐述了罗老提出的中医生殖轴的学术意义：

“罗老认为肾气、天癸、冲任与生殖之间的关系密切，肾气－天癸－冲任是一条轴，成为女性生殖功能与性周期调节的核心，与现代医学提出的‘下丘脑－垂体－卵巢生殖轴’有不谋而合之处，但两者不能简单地画等号，也不能牵强附会，但可以相互参照理解”。罗老进一步阐述了相互之间作用的关系，女子生长发育，以肾气盛为主导，至于天癸，是男女到达青春发育期所产生的一种与生殖功能直接相关的微量物质。冲任二脉，均起于胞中，概括了性腺的功能，并与女子的子宫有直接的联系，提出肾气盛才促使冲任通盛，故冲任之本在肾。冲为血海，肝主藏血，肝对冲脉血海有调节作用。而任脉起于胞中，主一身之阴经，为阴脉之海，同时任脉还有妊养之义，故谓任主胞胎。肝位于下焦，其经脉与任脉并行腹里，肝所藏之血，可通过任脉输注于胞中，以调节月经和妊养胎儿。由于冲任与肝肾有着不可分割的联系，故调理冲任主要从调理肝肾着手。这些观点指导着临床辨证论治。罗老归纳了临床上常用于调整生殖轴的方药，如龟鹿二仙膏（鹿角、龟板、人参、枸杞）、左归丸（熟地黄、山萸肉、鹿角胶、龟板胶、菟丝子、牛膝、枸杞子、山药）和斑龙丸（鹿角胶、鹿角霜、菟丝子、熟地黄、柏子仁）、右归丸、艾附暖宫丸、寿胎丸等，是调整生殖轴的代表方。可见女性肾－天癸－冲任－子宫轴的学术意义在于促进了中医学女性生殖轴理论模式的形成，指导着临床实践。

罗老提出的中医学女性生殖轴在中医妇科学术界产生了深远的影响，继后中医妇科学术界一些专家，特别是他培养的继承人不断研究，逐渐形成了肾－天癸－冲任－胞宫轴理论，已应用在教材和参考书中，补遗了中医妇科基础理论。临床上生殖轴理论指导着调控月经周期、助孕安胎、产后调理等的治法、遣方、用药，如月经周期分阶段论治、补肾气疗法治疗绝经前后诸证等。在科研方面启迪了研究思路，深化了肾－天癸－冲任－胞宫轴理论的内涵。

刘敏如、谭万信主编的《中医妇产科学》（2001 年 10 月出版）在总论中指出：“刘敏如先生根据中医肾－天癸－冲任－子宫女性生殖轴的观点，研究补肾药对女性生殖轴的影响。通过多年的持续研究基本说明以补肾为主或佐以调肝、扶脾、活血治疗女性生殖轴失调所致的月经失调、不孕、更年期综合征等确有疗效；并由时丹等通过实验研究表明，补肾为主的方药，有不同程度增加阴道角化细胞指数和子宫指数，调整血中性激素水平，促进卵泡生长，增强细胞凋亡抑制基因（Bcl-2）表达，促进卵巢血管生成，扩张血管腔，减低硬化管壁厚度，增加血管内皮生长因子（VEGF），增加血管雌激素受体（ER），改善血液流变性，升高超氧化物歧化酶（SOD），降低丙二醛（MDA），正向调节卵巢卵泡ER、促卵泡生成素受体（FSHR）、垂体ER、下丘脑ER、FSHR的作用。由此，可以初步说明中医生殖轴的研究意义和这一理论的基本确立。因此，本书编者根据有关研究，首次将‘中医学女性生殖生理基本观’列入本书，并在病机、治法以及有关病种中体现其指导意义。关于肾-天癸-冲任-胞宫生殖轴的提出与研究，可说是中医妇产科基础理论方面的突破性发展，但仍然是个雏形，尚有必要从中医理论与临床方面不断积累研究数据来说明其调控机制，形成中医学女性生殖生理的新理论。”

从中医传统认识，子宫即胞宫，但结合临床深化生殖轴的认识，胞宫、子宫又不完全相同。由张玉珍主编，刘敏如教授主审的“十五”“十一五”“十二五”普通高等教育国家规划教材《中医妇科学》对“胞宫”“子宫”的概念做了修订（见第一章），使人们对生殖轴的由来和发展理解更深刻了，而且该教材还归纳了月经周期调节的几种学说。

《素问·上古天真论》关于月经产生的理论是经典之说。中医学对月经周期的形成和调节的论述，目前有数种学术见解可供参考。

上述学术观点，从不同的角度认识或阐述了月经周期性节律的形成，丰富和发展了妇科理论，其中肾-天癸-冲任-胞宫轴说，目前得到较普遍的认同，该轴继承了中医的传统理论，认为月经产生的主要环节是肾、天癸、冲任、胞宫共同作用的结果，是中医妇科学在继承传统理论基础上创新与发展的新理论。是中、西医妇科学在月经和生殖机理中重要的结合点，又是调经法的理论依据之一，具有重要的临床意义。

近10多年来，张玉珍教授先后带领史云等博士研究生及学术继承人赵颖、廖慧慧研究卵巢早衰的防治，提出“卵巢早衰病因病机错综复杂，往往是脏腑、气血精津、天癸、冲任、胞宫先后受病，互为因果，其病机本质是肾脾亏虚、肝郁血瘀，引起肾气—天癸—冲任—胞宫生殖轴的功能早衰”，并提出治疗思路与方法，在临床中取得较好的疗效。肾－天癸－冲任－胞宫轴得到了继承和发扬创新，并将会有不断的发展。

（张玉珍）

第三章　妇科疾病的病因病机

病因，即致病因素，是指导致疾病发生的原因。病机，是指疾病发生、发展、变化及其结局的机理。以中医基础理论为指导，研究妇科疾病发生的原因、发病的条件；探讨致病因素侵入机体后，导致脏腑、气血、天癸、经络以及胞宫、胞脉、胞络功能失调，发生妇科疾病的机理，就是妇科疾病的病因病机。

疾病，是人体受致病因素作用而发生的一个错综复杂的矛盾过程。中医防治疾病最关键的步骤是从四诊获得的临床资料中“辨证求因”，捕捉病机，作为预防和论治的依据。正如《内经》指出的“必伏其所主而先其所因”“审察病机”“谨守病机、各司其属”。随着经济文化时代的发展，除了传统的病因外，还出现了一些新的病因，因此，研究妇科疾病的防治必须深入研究妇科疾病的病因病机。妇科疾病，主要是指以生殖系统为主的疾病。妇女特殊的解剖生理，决定了有自身的病因病理特点。病因作用于机体后能否发病，以及发病后的表现形式、程度与转归如何，是由体质因素决定的，而妇科病证则常是由脏腑、气血、冲任督带和胞宫、胞脉、胞络功能盛衰来决定的。

第一节　病因

中医病因学起源很早，在春秋时代的《左传》中有“六气”病因说。《素问·调经论》根据病因特点将其分为阴阳两大类，曰：“夫邪之生也，或生于阴，或生于阳。其生于阳者，得之风雨寒暑。其生于阴者，得之饮食居处，阴阳喜怒。”东汉张仲景认为：“千般疢难，不越三条：一者经络受邪入脏腑，为内所因也；二者，四肢九窍，血脉相传，壅塞不通，为外皮肤所中也；三者，房室、金刃、虫兽所伤。”又指出：“妇人之病，因虚、积冷、结气。”宋代陈无择在总结前人理论的基础上提出了著名的“三因学说”，以六淫邪气为“外所因”，七情所伤为“内所因”，而饮食劳倦、跌仆金疮，以及虫兽所伤等则为不内外因，为后世中医学各科的病因分类奠定了基础。

中医学认为，任何证候都是在病因作用下，患病机体产生的一种应答性反应。由于病因的性质和致病特点不同，故其表现出来的症状和体征也就不同。因此，认识病因，除详细询问病史了解病因外，还要依据各种病因的致病特点、规律和疾病的临床表现来推求病因，为论治和预防疾病服务。“审证求因”是中医学特有的认识病因的方法，也是中医病因学的特点。由于妇女经、孕、产、乳的特殊生理均以血为用，寒、热、湿邪易与血相搏而发病，又因妇女常受情志因素和生活因素的困扰以及体质因素的影响而发病。同时，一些病理产物如瘀血、痰饮在一定条件下又转变为致病因素，导致妇科疾病的发生和发展。此外，随着医学的发展，人们逐渐认识到免疫因素、生物因素、环境因素、遗传因素等都可以导致妇科疾病，这进一步丰富了妇科病因的理论。

一、六淫邪气

风、寒、暑、湿、燥、火，在自然界气象正常的情况下称六气，是万物生长发育的基本条件。其失常如太过、不及或非时而至则为六淫，成为致病因素。六淫皆能导致妇科疾病，但因妇女以血为本，寒、热、湿邪更易与血相搏而导致妇科诸证。而机体内在的寒、热、湿邪系脏腑功能失常所致。六淫中的“火”与其他五种因素概念不同，并不是自然界气候。明代《三因极一病证方论》以“热”取代之，“夫六淫者，寒暑燥湿风热是也”。这种提法已被后世接受。

六淫致病属外感病范围。但人体阴阳的盛衰，气血津液、脏腑功能的失常，五行的胜复，也表现出类似六淫邪气的证候。这种邪从内生，又以五脏病变为主，称之为“内生五邪”。由于妇科疾病多由内伤气血、脏腑、天癸、经络，进而发生生殖系统的病变，故“内生五邪”，较“六淫邪气”的外感病更为多见。虽然二者的病机性质完全不同，但其证候有许多相同之处，且二者之间又互相影响，故有认为六淫具有病因病机的双重性。妇科病因病机向来多冠以“内”“外”二字以区别。

（一）寒邪

寒为冬令主气。凡在气温较低的季节，或由于气温骤降，人体不注意防寒保暖，则常易感受寒邪。冒雨涉水或汗出当风，过食寒凉生冷亦可使人受寒。寒为阴邪，易伤阳气；寒性收引，主凝滞，易使气血阻滞不通。寒邪致病，有外寒、内寒之分。外寒是指寒邪由外及里，伤于肌表、经络、血脉，或经期、产后血室正开，寒邪由下阴上客，入侵冲任、子宫，进而发生经行发热、经行身痛、痛经、月经后期、月经过少、闭经、产后身痛、不孕症等病证。内寒，是机体阳气虚衰，命火不足，温煦气化功能减退，或阴寒之气弥漫的一种病理状态。内寒的产生，与肾脾阳虚关系最大，一是由于阳虚失于温煦，导致各种虚寒之象及血脉收缩，血流减慢。二是由于气化功能减退，阳不化阴，代谢障碍，阴寒性病理产物如水湿、痰饮聚积。阳气的温煦和气化功能减退常导致闭经、月经后期、痛经、带下病、子肿、不孕症。

内寒与外寒既有区别又有联系。外寒以寒象为重，内寒以虚象为主。但外寒日久不散，阳气受伤，可致阳虚；素体阳虚内寒之人，又同气相求，易感寒邪，发为外寒证。

（二）热邪

热为阳邪，其性炎上，故热邪伤人，临床多以高热、出血、扰乱神明等上部症状为多；热邪易耗气伤津，正气损伤，津液亏乏，出现机能减退；热邪易生风动血，所谓“热极生风”，表现发痉、抽搐；热迫血行，出现血证。热邪致病也有外热、内热之异。外热为外感火热之邪，尤其以月经期、孕期、产褥期，热邪易乘虚而入，损伤冲任，发生经行发热、经行头痛、月经先期、月经过多、崩漏、带下、阴痒、子烦、子淋、产后发热。热邪结聚冲任、胞中，使气血壅滞，“热盛则肿”，“热盛肉腐”，则发为产褥热、盆腔炎或盆腔脓肿、阴疮、孕痈等病证。内热又称“火热内生”，主要是阳盛有余，机能亢奋，或五志过极化火，或六淫郁而化热，或瘀血化热，气郁化热以及阴虚生内热。火热内生，热伤冲任，迫血妄行，发为月经先期、月经过多、经行吐衄、经行头痛、经行情志异常、恶阻、胎漏、子烦、子痫、产后发热、阴疮等。

外热、内热显著不同。外热从外而入，热象较剧；内热从内而生，热象较轻。二者又互相影响，如内热之人，易感热邪。热邪致病，大多较急。其发生、发展和转归，取决于热邪的盛衰和人体正气强弱。

（三）湿邪

湿为阴邪，其性黏腻，易困阻气机，损伤阳气，导致清阳不升，浊阴不降，脾失健运，水湿内停，变生他病。湿性黏滞，患部重着，病情缠绵。湿性趋下，易袭阴位。湿邪致病，也有内湿、外湿之分。外湿多与气候环境有关，如气候潮湿，阴雨连绵，或久居湿地，或经期、产后冒雨涉水，湿邪伤人。内湿，又称湿浊内生，主要是由脾的运化和输布津液的功能下降引起的水湿痰浊在体内蓄积停滞的一种病理状态。《素问·至真要大论》指出：“诸湿肿满，皆属于脾。”内湿与外湿，病因不同，又互相影响，如湿邪外袭，每易伤脾；脾肾阳虚之人湿胜，每易被湿邪入侵，形成恶性循环。湿为有形之邪，因此湿邪伤人自无虚、实可分，但却能随人体的阴阳盛衰以及湿浊停留之久暂而发生从化的转变，或从阳化为湿热，或从阴化为寒湿。随着湿邪留滞的部位、时间不同分别发生经行浮肿、经行泄泻、闭经、带下病、子肿、子满、产后身痛、不孕症、盆腔炎等。湿邪可酿生湿毒，一是湿气蕴结所致，一是从阴部感染而来。此外，湿聚成痰，痰湿为患，阻碍气机，脏腑功能失调，酿生妇科诸疾，如闭经、不孕、癥瘕等。《女科切要》云：“肥白妇人，经闭而不通者，必是湿痰与脂膜壅塞之故也。”认为痰湿是导致肥人闭经的原因。

二、七情内伤

七情，是指喜、怒、忧、思、悲、恐、惊七种情志变化。是人类对外界刺激因素在精神情志反映的信息交流和脏腑功能活动的表现形式之一。五脏化五气，以生喜、怒、悲、忧、恐。只要是适度的七情，能舒发情感有益健康，则属生理性的七情。七情太过，如突然地、强烈地、持久地作用于人体，超过了机体抗御或自我调节范围，从而导致气血、脏腑、经络的功能失常，这属病理性的七情内伤。七情内伤的复杂病机归纳为“气机逆乱”，严重者，七情内伤还可以影响及脑，出现脑功能或心脏功能异常的病证。妇人以血为本，经、孕、产、乳均以血为用。气又为血之帅，血为气之母。肝藏血，主疏泄，七情内伤最易影响气血失调发生妇产科疾病。《素问·阴阳应象大论》曰：“二阳之病发心脾，有不得隐曲，女子不月。”《素问·痿论》说：“悲哀太甚，则胞络绝，胞络绝，则阳气内动，发为心下崩。”最早指出了七情内伤导致闭经和血崩。汉代《金匮要略·妇人杂病》又指出：“妇人之病，因虚、积冷、结气。”把七情内伤所致的结气列为三大病因之一。宋代陈素庵认为“妇人经水不调，多因气郁所致”。这些论述对后世研究七情内伤与月经不调的关系影响较深。《妇人秘传》指出了七情内伤导致带下病：“七情过极，肝气横逆，木强土弱，脾失健运，因而带下绵绵，色黄或赤。”《傅青主女科》更全面地论述了七情内伤作为病因直接导致经、孕、产、乳、杂病，列有“郁结血崩”“多怒堕胎”“大怒小产”“气逆难产”“郁结乳汁不通”“嫉妒不孕”等证治，是历代妇科专著中论述七情内伤发生妇产科疾病最全面的。七情内伤可引起妇产科疾病，反之，妇科疾病或脏腑功能失常也可导致情志的异常，例如：妇人脏躁、经行情志异常等。现代临床观察到许多疾病可引起下丘脑调节功能的紊乱，如闭经、崩漏、滑胎、不孕症等常可致情绪低落，悲伤易哭，这又加重了病情。

社会心理因素引起的各种刺激对人的精神和身体造成的危害日益增多，七情导致妇产科疾病，随着时代的发展也发生相应改变。中医七情学说阐明了心身统一的整体观，并较客观地、科学地反映了精神情志与心身辩证关系及情志致病的相对性和个体差异。由于七情内伤可使人致病，或使病情加重甚至恶化。尤其妇女以血为本，七情易伤及气血而发病，且往往病情难治。《景岳全书·妇人规》说：“妇人之病不易治也……此其情之使然也。”女子情志内伤可反映在一生各个不同的时期：青春期、月经期、妊娠期、产褥期、更年期以及老年期，在特殊时期更易产生情志异常，比如经行情志异常、产后抑郁等。

内伤七情之中，以怒、思、恐对妇科病证影响为甚。

1. 怒

抑郁忿怒，常使人产生气滞、气逆，进而引起血分病变，可致月经后期、痛经、闭经、经行吐衄、缺乳、癥瘕等。

2. 思

忧思不解，每使气结，气血瘀滞，可致闭经、月经不调、癥瘕等。

3. 恐

惊恐伤肾，常使气下、气乱，失去对血的统摄和调控，可致月经过多、崩漏、胎动不安、堕胎、小产、不孕等。

三、生活失度

中医历来重视养生防病益寿。认为生活失调不仅可导致各种疾病，或加重病情，而且可以折寿。如《素问·上古天真论》指出：“以酒为浆，以妄为常，醉以入房，以欲竭其精，以耗散其真，不知持满，不时御神，务快其心，逆于生乐，起居不节，故半百而衰也。”说明了饮食不节、起居无常、房劳多产足以致病致衰。生活失度导致妇产科疾病主要是房劳多产、饮食不节、劳逸失常、跌仆损伤等。

（一）房室所伤

房室包括房劳多产、房事不禁、房事不洁等方面。房劳是指因房室不节，淫欲过度或过早结婚，耗精伤肾以及经期产后余血未尽，阴阳交合所产生的病理状态；多产是指过多的产育，包括正常的产育、堕胎、滑胎、早产、人工流产、引产等，耗气伤血，损伤冲任、胞宫、胞脉、胞络以及耗精伤肾。中医认为精、气、神是生命的根本，素有“人生三宝”之称。三者各司其职，但以精为根基。男女两性交合之精，是人类所以能够繁殖的最基本的物质。中医认为房事与五脏的功能密切相关，尤以肾为主，肾藏精系胞，主生殖。如果房劳多产，不但致病，还可夺命。如《灵枢·本神》曰："是故五脏主藏精者也，不可伤，伤则失守而阴虚，阴虚则无气，无气则死矣。"又如《经效产宝》指出："若产育过多，复自乳子，血气已伤。若产后血气未复，胃气已伤诸证蓬起。"《景岳全书·妇人规》又说："妇人因情欲房室，以致经脉不调者，其病皆在肾经。"孕期房劳可致流产、早产或产褥感染。此外还有不少是经期、产后，余血未净时而阴阳交合而致发生妇产科疾病。如《女科经纶》云："若经适来而不禁房室，则败血不出，积精相射，致有诸证，此人之最易犯者。"尤为可贵的是傅山在《傅青主女科》中敢于冲破旧礼教的重围，正面宣讲性知识，直言指出了不正确的房事可以导致经、带、胎、产、杂病，并出具了相应的方药。妇科疾病，主要是生殖系统的病变，与性生活关系密切。房劳多产导致月经不调、闭经、崩漏、月经过少、不孕症、女性生殖系统炎症；由炎症可引起输卵管阻塞或免疫性不孕症、反复自然流产、异位妊娠以及各种性传播疾病等。反复人工流产引起子宫内膜损伤，可导致再次妊娠后胎盘植入，容易发生流产、子宫破裂。而且此类疾病的发病率呈上升的趋势，必须引起全社会重视。倡导适龄婚嫁、合理妊娠、产后哺乳和科学的房中术，是妇女自身生理的需要，可以预防和减少妇科疾病的发生和发展，优生优育，延年益寿。

（二）饮食不节

饮食不节即饮食失宜无节制。凡过食寒凉生冷、辛辣燥热、暴饮暴食、偏食嗜食均可导致脏腑功能失常发生妇科疾病。饮食不节致病尤其在月经期、妊娠期、产褥期较突出，因为这些特殊的时期有不同的生理，需要注意不同的饮食禁忌。

1. 月经期

中医认为月经期血室正开，易感外邪。若经期过食寒凉生冷，可致血脉凝涩，气血运行不畅，发生痛经、月经过少、闭经；若经期过食辛温燥热之品，则热邪灼伤冲任，发为月经过多、崩漏、经行吐衄。如《景岳全书·妇人规》指出："凡经行之际，大忌辛凉等药，饮食亦然。"《妇科玉尺》

说:“若经来时，饮食受寒，或吃酸物，以致凝积，血因不流。”导致月经突然停止或经行不畅或痛经、闭经。

2. 妊娠期

孕期多食蔬菜、水果和高蛋白食物，营养合理对胎儿发育和母体尤为重要。脾胃虚弱，饮食过少或饮食不节损伤脾胃，使气血生化不足，不足以养胎护胎，导致胎动不安、堕胎小产或胎不长养；或偏食营养不良，影响胎儿脑细胞发育，智能低下；饮食不节脾胃损伤，运化失职，水湿内停，导致子肿、子满。

3. 产褥期

产后失血伤津，百脉空虚，最应注意产后调护。如《叶氏女科证治》云:“产后七日内，毋食辛热之物，使血妄行，毋食生冷之物，使血凝结。毋食消导耗散之物，以损气血。”乳汁来源于母体气、血、津，醇甘厚味，如饮食不节，乳汁乏源，可致缺乳，或胃气虚乳汁自出。妇女的饮食不节，不但影响自身的康复，而且影响后代的发育与健康。

(三)劳逸失常

妇女具有在月经期、孕期、产褥期的特殊改变，所以特别要注意有劳有逸。过劳主要指过度疲劳，包括劳神和劳力。《素问·举痛论》说:“劳则气耗。”故过劳足以伤气，损伤心、脾、肾的功能，导致月经过多、经期延长、崩漏。孕期过劳可致流产。产后持重、过劳可导致恶露不绝、缺乳和阴挺。过于安逸又影响气血的运行，气血凝滞，气机不畅，可发生月经不调、不孕、难产。故要根据妇女各个时期的生理特点，注意劳逸结合以防病。

(四)跌仆损伤

妇女在月经期，尤其是孕期生活不慎，跌仆损伤，撞伤腰腹部，可致堕胎、小产或胎盘早期剥离。若撞伤头部，严重者可引起经行头痛、闭经或崩漏。若跌仆损伤下阴，可致下阴血肿或撕裂。

此外，嗜烟酗酒，经常熬夜影响生物钟等均可致月经失调、闭经或发生其他科疾病。不健康、不科学的生活方式和环境因素所造成的疾病，被现代人称为生活方式病，有人认为这是现代危害健康的“第一杀手”。

四、体质因素

体质的概念及其与疾病的关系早在《内经》中已有初步的认识，以“素”或“质”称之。《素问·异法方宜论》《素问·血气形态》《灵枢·阴阳二十五人篇》称之为“气质”：“具天地之性，集万物之灵，阴阳平均，气质完备，成其形尔。”说明体质形成于胎儿期，受之于父母。明代张景岳称之为“禀赋”。到了清代的《通俗伤寒论》才出现了“体质”一词。历代名称虽异，但所指相同，已经认识到体质受之于父母和在疾病的发生、发展、转归以及辨证论治中有着重要的地位。经过漫长的发展，尤其经现代医家的整理和研究，逐渐形成了体质学说，是中医理论体系的重要组成部分。体质的表现，体现了中医形神统一观，精神面貌、性格、情绪等对体质的识别具有重要的意义。人体的体质明显地表现出抗病能力的强弱，它不仅决定着上述致病因素能否损伤机体导致疾病，而且决定着所致疾病的种类、程度、转归和预后。

《中医妇科学》教材把体质因素明确地列为妇产科疾病的病因之一，是从罗元恺主编高等医药院校教材《中医妇科学》第5版开始的。作为病因的体质因素在妇产科疾病中尤为重要。首先必须认识女性有特殊的体质特点：早在《灵枢·五音五味篇》中就说：“妇人之生，有余于气，不足于血，以其数脱血也。”这是对女性体质特点所做的概括说明。后世根据这个女性体质特点不断深化。如宋代《妇人大全良方》提出“妇人以血为基本”的观点，金元时代的刘河间首创根据妇女不同年龄阶段分别重视肾、肝、脾的观点。如在《素向病机气宜保命集·妇人胎产论》中说：“妇人童幼天癸未行之间，皆属少阴；天癸既行，皆从厥阴论之；天癸已绝，乃属太阴经也。”至明代张景岳在《景岳全书·妇人规》中也指出：“女子以血为主，血旺则经调而子嗣。身体之盛衰，无不肇端于此。”上述这些理论都一直指导着妇科实践。至清代叶天士在《临证指南医案·淋带》中为了突出肝在妇女中的作用，提出了“女子以肝为先天也”，其弟子秦天一在总结叶氏经验时说:“今观叶先生案，奇经八脉，固属扼要，其次最重调肝，因女子以肝为先天。阴性凝结，易于拂郁，郁则气滞血亦滞。木病必妨土，故次重脾胃。”这一学术观点虽与“先天之本在肾”的肾主先天的《内经》理论有异，有学者反对。但也确实从另一个侧面反映出女子异于男子的体质特点，强调肝在妇女生理、病理和治疗上的重要地位，故又为后世不少医家所引用。上述历代医家探讨了妇女的特殊体质，这是妇女机体内存在着气常有余，血常不足，容易发生气血失调，容易出现肝的功能失常的内在发病因素；其次必须认识到妇产科疾病经、带、胎、产、杂大多是生殖系统的病变，与体质和遗传往往关系密切。“肾主生殖”，例如妇女先天肾气不足，素体肾虚，在青春期容易发生子宫发育不良、月经迟发、原发性闭经、崩漏、痛经、月经过少；在生育期容易发生月经稀发、闭经、崩漏、胎动不安、滑胎、不孕症；更年期易出现早发绝经的早衰现象。这一系列的疾病均显示生殖功能上的体质，在青春发育期已显示出来或表现出某一方面的潜在危险：如多囊卵巢综合征、子宫内膜异位症、不孕症等。又如素性肝郁，性格内向的体质，易受七情内伤后发生以肝郁为主的月经先后不定期、月经前后诸证、痛经、绝经前后诸证、子晕、子痫、不孕、阴痒、阴疮、阴痛等病证。如素体脾虚气弱，又常导致月经先期、月经过多、崩漏、带下病、子肿等病证。体质因素实际上对外界某些致病因素存在极大的易感性和患病后证型的倾向性。此外，妇女的体质因素遗传后代，而且孕期发生的某些疾病还能使后代发生先天性疾病。

五、免疫因素

中医学关于免疫的临床实际应用和理论认识及概念，都比其他民族医学早若干世纪。早在唐宋时代，我们的祖先就用人痘接种以预防天花，开创了免疫医学的纪元。后相继传入西亚和欧洲，至18世纪英国医师改用牛痘疫苗而传播全球，最终消灭了天花。《内经》中的名言“阴平阳秘，精神乃治”“正气存内，邪不可干”“邪之所凑，其气必虚”，概括了机体的防御机能，含有对免疫功能的认识。对于“免疫”一词，首见于我国明代李梃的《免疫类方》，他把中药中对传染性瘟疫一类疾病能起的防治作用，称为免疫，即“免除疫疠”。日本受我国医学影响最深，较常使用我国医学名称，西医传入我国和日本时，两国学者都把西医中对天花这类疾病，第二次攻击人体时，机体表现的抵抗力译为“免疫”。随着研究的深化和现代免疫学的出现。免疫的概念已远超出原来的含义。免疫的现代概念是机体对异物的识别和清除的生理适应性机制。近代研究证明：免疫因素是导致妇科疾病的又一重要病因。除一些感染性疾病外，主要是生殖免疫性疾病。

（一）感染性疾病与免疫因素

免疫功能低下，易感染衣原体、支原体病毒，发生非淋菌性阴道炎、尿道炎、不孕症、流产或死胎。艾滋病又称获得性免疫缺陷综合征，是世界性最严重的性传播疾病。

（二）妊娠病与免疫因素

在长期的研究中，人们终于发现了人类和其他哺乳动物的妊娠，是异体移植物（胎儿）和受体（母体）共存一定时间而不被排斥反应的范例。由此推动了新兴边缘学科生殖免疫学的迅速发展。认为一些妊娠病的发生，与免疫因素密切相关。

1. 反复自然流产

自然流产的原因很复杂，涉及遗传、内分泌、生殖器官和免疫因素等四大经典病因。正常妊娠过程中，胚胎具有父亲1/2遗传物质，属于同种异体自然移植物，为了保证胚胎不被母体排斥，母体免疫功能发生许多变化，包括形成主要由特异性免疫抑制物质（如封闭抗体、抑制性T细胞等）和非特异性抑制因子，共同组成的免疫系统。各种免疫因素有机协调，共同维持妊娠。当免疫因素中某一环节出现异常均导致多发性自然流产。目前常见的可检测的免疫异常因素包括：封闭抗体缺乏，抗心磷脂抗体、抗核心抗体，抗甲状腺抗体、血型不合、抗精子抗体、狼疮抗体等。免疫因素主要是免疫应答低下，封闭抗体缺乏，多导致早期流产；另一类是免疫反应过强，产生自身免疫性抗体，多导致晚期流产等。对于免疫应答低下型流产，研究发现夫妇间的HLA抗原相容性增加，可能导致免疫识别与免疫应答低下，封闭性抗体缺乏或不足，脾肾虚可能是主要病机，广州中医药大学第一附属医院妇科研究团队采用健脾补肾的助孕丸，提高了 MLC 封闭效应，取得了较高的疗效。对于 ABO 血型不合引起的流产和新生儿免疫性溶血症，有研究报道认为可能与瘀、热、湿邪有关，采用活血化瘀、清热利湿的方药，取得了很好的疗效。抗磷脂抗体阳性不仅可以导致早期流产，发生血栓的危险也很大。有学者采用补肾益气、活血化瘀的治法取得较好疗效。

2. 妊娠高血压综合征

其病因是多方面的。子宫胎盘缺血、胎盘抗体大量进入母体，或母、胎间组织相容性抗原不合，导致母体免疫功能异常均是本病的重要病因。可能与血瘀及阴虚有关，采用活血化瘀和养阴法能有效防治本病。

3. 胎儿宫内发育迟缓（IUCR）

近年国外研究发现自身抗体阳性与 IUCR 的发生呈显著正相关。国内有学者对抗心磷脂抗体阳性患者，采用免疫抑制及活血化瘀抗凝治疗取得较好的疗效。

4. 孕期子宫内感染与免疫因素

孕期感染性疾病是孕产妇和胎儿发病与死亡的主要原因之一。母体免疫状况、感染发生时间及被感染方式对妊娠结局有重要影响。在 20 世纪 60 年代中期，美国风疹大流行，新生儿畸形有 2 万多人。TORCH 综合征，即 TORCH 感染，其中 T 是弓形虫（toxopasma），R 是风疹病毒（rubella virus），C 是巨细胞病毒（cytomegalo virus），H 即是单纯疱疹 I/II 型病毒（herpes virus），O 即 others，指其他，主要指梅毒螺旋体等。TORCH 感染孕妇，可通过胎盘和产道感染胎儿，造成胎儿先天性畸形、疾病或死亡，孕妇流产、早产、死胎，所以早期检测有重要意义，可通过检测血清中特异性抗体确定感染状况。

（三）不孕症与免疫因素

抗精子抗体是免疫性不孕最常见的病因。在原因不明性不孕症妇女血清及宫颈黏液中抗精子抗体阳性率约为 19.4%，但在妊娠妇女中也有

26.3%～53.8%的阳性率。因此，抗精子抗体对不孕的影响并不是绝对的。广州中医药大学第一附属医院妇科研究团队经多年的研究认为与肾虚血瘀有关，采用益肾养阴、活血化瘀中药为主治疗，清除已有的抗体和抑制抗体的产生，以提高妊娠率。亦有学者报道用知柏地黄丸治疗有较高的疗效。透明带免疫对生育力的影响已获动物实验以及IVF-ET临床实践证实，主要机制是干扰受精。

此外，子宫内膜抗体主要存在于子宫内膜异位症患者体内，可能干扰受精卵的着床。中医认为主要是气滞、气虚血瘀、肾虚血瘀、瘀痰互结、血瘀腑气不通等病因，采用行气补气、活血化瘀或补肾活血或化瘀消痰、化瘀通腑等治法均能取得较好的疗效。免疫因素导致妇产科疾病有待深入研究。

六、生物因素

生物因素导致妇产科疾病最主要的是虫邪、淫毒、疳虫等，有关这类疾病的记载散见于中医古籍或妇产科专著中的带下、白浊、淋证、阴痒、阴疮、杨梅疮、疳疮等病证中。早在汉代《金匮要略·妇人杂篇》中就有“妇人……下白物，矾石丸主之”的阴道纳药治法，有“少阴脉滑而数者，阴中即生疮，阴中蚀疮烂者，狼牙汤洗之”的清热杀虫药进行阴道冲洗治法，开创了阴道冲洗和阴道纳药的妇科外治法先河。按“审证求因”之法，可知带下、阴疮、阴中蚀疮烂者主要由虫邪所致。宋代《妇人大全良方·妇人阴痒方论》明确指出：“夫妇人阴痒者，是虫蚀所为。”明代《景岳全书·妇人规》进一步指出：“妇人阴中生疮，多由湿热下注，或七情郁火，或纵情敷药……或生虫湿痒，或内溃肿烂疼痛，常流黄水……或为小水淋沥，赤白带下。”又说：“妇人阴痒者，必有阴虫。微则痒，甚则痛，或为脓水淋沥，多由湿热所化……一方治疳虫下蚀下部。”对梅毒的认识较为全面。我国第一部梅毒专著《霉疮秘录》对梅毒的传染与遗传、临床表现、治疗及预防都有论述。生物因素导致妇产科疾病主要表现为女性生殖系统的炎症和性传播疾病。这是严重困扰妇女健康，影响家庭和社会安定的疾病，而且发病率呈上升趋势。性传播疾病重点在于预防，同时应及早检查和正确治疗，必须引起全社会的高度重视，加强宣教，牢固树立预防为主的思想，提高自我保护的能力，提高道德修养的意识。

七、环境因素

环境污染已成为现代日趋严重的致病因素。具体来说，是噪音、射线及有害物质对大气、水质、土壤和动植物的污染，并达到了致害的程度。生物界的生态系统遭到不适当的扰乱和破坏，严重地威胁着人民的健康，或成为潜在的威胁。放射性元素可导致不孕不育症。如水污染含有众多的有毒化学品铅、镉、汞、砷、氰化物，可致胎儿畸形、发育不全、流产、早产、死胎；或污水中（或游泳池污染）含有病原微生物、病毒等可传播疾病；污染，可致头晕、失眠、心慌、记忆力减退，可出现月经失调、闭经、更年期综合征。有研究认为孕妇经常处于强大的声音刺激环境中，可导致胎儿的过度活动，有碍胎儿的发育；噪声污染使孕妇情绪紊乱、忧伤、惊恐，易引起各种并发症如婴儿多动症，易激怒等。大气的有害物也影响着妇女的生理活动。如各种病毒致畸因子可致反复自然流产或畸胎。

八、病理产物

在疾病的发生和发展过程中，病因和病变有时互为因果，互相转化。例如瘀血和痰饮本是致病因素作用于机体后，使之功能失调产生的病理产物，但瘀血和痰饮又能直接或间接地影响脏腑、经络、气血，引起疾病的发生和发展，成为致病的因素之一，故又称之为“继发性病因”或“病理产物形成的病因”。

（一）瘀血

瘀由淤字转化而来。《说文》解释说：“瘀，积血也。”《内经》中与瘀血同义的有“恶血”“血实”“留血”之名。并提出了“疏其血气，令其调达”，“血实宜决之”的活血化瘀治则。开创了瘀血学说的研究。汉代张仲景发展了瘀血学说。他在《金匮要略·惊悸吐衄下血胸满瘀血病篇》中，首先提出了“瘀血”之名。并在《伤寒论》《金匮要略》二书中叙述了瘀血产生的原因、主要症状和治疗方药，创制了桂枝茯苓丸、下瘀血汤、桃核承气汤、抵当汤等十多首活血化瘀方剂，奠定了后世研究活血化瘀疗法的坚实基础。清代王清任在《医林改错》中创制活血化瘀为主的33条方，主治瘀血病证50多种，大大发展了瘀血学说。唐容川《血证论》进一步明确提出“离经之血……是谓瘀血”，在治法上把消瘀作为治血证四法之一，提出“故凡血证，总以消瘀为要”，并认为祛瘀和生新有辩证关系的独特观点，不断深化了瘀血学说。20世纪70年代后，中医学者和中西医结合的学者已深刻地认识到血瘀是中医学独特的病因病机学概念，瘀血学说是中医学理论体系中重要的组成部分，从临床各科和实验进行了前所未有的广泛深入研究，取得了突破性的进展，概括有下列6个方面：瘀血证的概念；血瘀论的病因；瘀血证的诊断标准；活血化瘀法的临床研究；活血化瘀的实验研究；活血化瘀的药理研究等关于瘀血学说的系统规范研究。妇女以血为主，经、孕、产、乳均以血为用。瘀血作为继发性的病因导致妇科疾病，离不开血液流变性、血液“浓”“黏”“凝”“聚”的改变和积于体内的离经之血以及由此导致脏腑、组织的病理变化，从而发生经、带、胎、产、杂病。例如气滞血瘀，冲任不畅，可致痛经、月经过少、月经过多、崩漏、月经后期、闭经；瘀阻胞脉、胞络，导致异位妊娠、妊娠腹痛、流产、不孕；瘀阻冲任、血海，可发生月经过多、经期延长、崩漏、产后恶露不绝、不孕、胎动不安、滑胎、癥瘕等。

（二）水湿痰饮

中医学认为，水湿和痰饮是由于机体肺、脾、肾气化功能失常，津液代谢障碍而形成的病理产物，但同时又能直接或间接地影响机体的某些脏腑组织，引起疾病，或加剧原有的病情，为继发性病因。一般认为湿聚为水，积水成饮，饮凝成痰，均为有形之邪，不能截然分开。故将痰和饮统称为痰饮。

痰有广义和狭义之分。广义之痰是指脏腑、气血失调，水湿津液凝聚变化而成的致病因素，并由此而致的特殊表现，只能从证测知，即看不见的无形之痰，又称内痰；狭义的痰，是指肺部渗出物及呼吸道、口腔或胃的分泌物，可咳咯或呕恶而出，视之可见，听之有声的有形之痰，又称外痰。两者虽不同，但在病理变化上密切相关，同出水湿津液，而有形之痰，又是无形之痰在某些脏腑或局部病理变化的表现；无形之痰也常通过有形之痰的外在表现来测知。

水湿痰饮病因的内容丰富，源远流长。《内经》言饮不言痰，论述了脏腑在水液代谢中的生理机能。东汉张仲景《伤寒杂病论》首创痰饮说。隋《诸病源候论》专列"痰饮候""诸痰候"。后世逐步形成了较系统完整的痰证学说。痰饮的病因，主要有外感和内伤两个方面。宋代严用和在《济生方》中指出："人之气道贵乎顺，顺则津液流通，决无痰饮之患。"明代《景岳全书·痰饮》指出了痰饮"其本在肾""其病全由脾胃"和五脏之伤皆能致痰的病因说；李梴《医学入门》又指出"痰源于肾，动于脾，客于肺"。《证治汇补》更全面地指出："人之气道，贵乎清顺，则津液流通，何痰之有。若外为风、暑、燥、湿之侵，内为惊、怒、忧、思之扰，饮食劳倦，酒色无度，荣卫不清，气血浊败，熏蒸津液，痰乃生焉。"此外，药物及治法失宜也会导致体内痰湿形成，其中《格致余论》中记载"饮食失宜，药饵违法，皆能致伤。"且曰："大凡治痰，用利药过多，致脾气虚则痰易生而多。"《医学求是》云："平居饮食供奉，油腻腥膻，积于肠胃，甚或药饵常投，参茸并进，又有认为中虚者，时服胶、地等滋腻之品，积久生痰，中宫痞满。"可见治痰太过亦会导致痰湿。痰生成后，又成为新的病邪直接或间接地作用于机体，产生新的病理变化，导致各种复杂多变的怪异病症。通过对痰饮致病的性质及规律的认识，作为痰证的辨证依据，概括有几个方面：痰为阴邪，阻遏阳气；痰性黏腻，困阻气机；痰性流动，变化多端。

水湿痰饮这一病理产物形成的病因，作用于机体后，可导致经、带、胎、产、杂病的发生。如水湿下注，任脉不固，带脉失约发生带下病；若痰滞胞宫、胞脉、胞络，则导致冲任、胞宫、胞脉、气血阻滞，功能失调，发生月经后期、月经过少、闭经、带下病、不孕；若痰滞中脘，孕后冲脉气盛，挟痰上逆犯胃则为恶阻；痰积胸中，孕后阳气偏盛，痰热上扰，发为子烦、子晕；痰火交炽、肝风内动，则风、火、痰相煽或痰蒙清窍发为子痫。

痰形成后，随气血而行，因痰为污秽黏腻重浊之物，阻滞经脉，必影响气血的正常运行，由痰生瘀。或痰瘀互结为病；同时，瘀血既成，亦影响气机升降，津液停滞，聚液成痰，由瘀生痰或瘀痰互结为病。古人有“痰挟瘀血，遂成窠囊”和“瘀血既久，化为痰水”之说。又“痰本于津”，“瘀本于血”。津血同源，女体属阴，以血为用。瘀痰互结冲任，导致较血瘀或痰湿更为复杂、疑难，久治不愈的妇产科疾病，如顽固性闭经、崩漏、盆腔包块，子宫内膜异位症、多囊卵巢综合征、输卵管粘连、积水、顽固性经行头痛等。

九、生殖器官损伤

女性生殖器官损伤多发生在分娩时和平时的急性损伤以及慢性损伤。主要是外因如分娩时接生不当、用力失度、手术器械损伤、异物残留、性交、跌仆损伤，可以认为主要是直接损伤内外生殖器和冲任督带，发生妇产科疾病，如跌仆外阴血肿，人工流产手术导致子宫穿孔等。多次手术，手术创伤、术后感染，可直接损伤子宫、胞脉、胞络，发生经、带、胎、产诸疾。多次人工流产、刮宫可导致宫腔粘连，引起月经量少、闭经、痛经、不孕；还可导致再次妊娠后胎盘植入，以致产后胎盘不下、出血、感染。子宫瘢痕妊娠、子宫瘢痕憩室等与剖宫产、子宫肌瘤剔除密切相关，而子宫切除、卵巢手术有可能导致卵巢早衰。

十、遗传因素

遗传物质发生改变而引起的或者致病基因所控制可以引发疾病，常在出生一定时间后才发病，有时要经过几年、十几年甚至几十年后才能出现明显症状。染色体异常、基因突变，可以导致多种妇科疾病，如闭经、自然流产、肿瘤等。有的疾病还可以涉及多个基因，并表现出家族聚集现象，比如多囊卵巢综合征。药物在遗传病的治疗中往往起一定的辅助作用，从而改善患者的病情，减少痛苦。随着现代医学的发展，逐渐弄清了一些遗传病的发病过程，从而为遗传病的治疗和预防提供了一定的基础，并不断提出了新的治疗措施。但是，有些疾病已经发现的候选基因突变率低，致病基因的作用机制有待于进一步研究和证实，遗传学病因的研究工作还是十分艰巨的。

中医妇科重视整体观和审证求因以及在辨病基础上的辨证论治，而西医妇产科重视病原体致病，重视实验研究和细胞结构的病理诊断。它受“细胞病理学”的影响较深，认为一切病变都是细胞的病变，忽视了机体的整体性及脏器之间的有机联系，往往强调了外因，忽视个体的反应。这是欠缺之处。不同的医学体系经过长期的渗透，也发现有许多共同的语言和可以沟通的地方。尤其在对妇女的解剖生理及妇产科疾病的病因病机研究方面中医可以扬长补短，发展了中医妇科的病因学。

第二节　病机

病机，即疾病发生、发展与变化的机理。病机是中医基础理论中的核心内容，是从整体上和动态中对患病机体所呈现的病理状态和病理变化的高度概括，揭示了疾病发生、发展、变化及转归的本质特点和基本规律，是进行诊断辨证、预防治疗的内在根据。病机一词，首见于《素问·至真要大论》。该篇指出“审察病机，无失气宜”和“谨守病机，各司其属”，所概括的“病机十九条”奠定了脏腑病机与六气病机的理论基础。中医学认为，虽然不同的疾病有不同的发展变化规律，但总离不开贯穿疾病始终的正邪斗争。正邪相搏，不仅引起自身的盛衰变化，而且还导致了阴阳、气血的失调和脏腑、经络功能的失常，因此，中医学把邪正盛衰、阴阳失调、气血不和及脏腑、经络功能失常作为疾病的主要病机。

由于妇女有特殊的生殖器官，月经、妊娠、分娩和哺乳等特殊生理活动均以血为用，并受肾－天癸－冲任－胞宫轴的调控，因此妇产科疾病的主要病机，最终必须是致病因素直接或间接损伤冲任督带、胞宫，才能导致妇科疾病的发生。以脏腑、天癸、气血、经络为主体，强调奇经之冲、任、督、带和胞宫、胞络的重要性，这是妇科不同于其他科的病机特点。正如《医学源流论》说："凡治妇人，必先明冲任之脉……冲任脉皆起于胞中，上循背里，为经脉之海，此皆血之所从生，而胎之所由系，明于冲任之故，则本源洞悉，而候所生之病，则千条万绪，以可知其所从起。"根据传统的理论，结合现代研究和临床实践，提出妇产科疾病的主要病机是：脏腑功能失常，气血失调，冲、任、督、带损伤，胞宫、胞脉、胞络受损以及肾－天癸－冲任－胞宫轴失调。

一、脏腑功能失常

人体是以五脏为中心的有机整体，妇科疾病的产生、发展，都必然造成脏腑生理功能的紊乱和脏腑气血阴阳的失调，进而影响冲任损伤，导致妇产科疾病。

（一）肾的病机

肾藏精，主生殖，胞络系于肾。肾有阴阳二气，为水火之宅。各脏腑的阴阳，皆以肾阴肾阳为根本。肾阴肾阳又互相依存，互相制约，以保持相对的动态平衡，维持机体的正常功能。若先天肾气不足或房劳多产，或久病大病，"穷必及肾"则导致肾的功能失调，冲任损伤，发生妇产科疾病。临床上有肾气虚、肾阴虚和肾阳虚等不同的病机。

1. 肾气虚

肾气虚是指肾气虚损，使肾的固藏、摄纳功能减退的病理状态。肾气，乃肾精所化之气，概指肾的功能活动。肾气的盛衰决定着天癸的至与竭，直接关系到月经与妊娠。冲任之本在肾。若肾气虚，则冲任不固，血海失司，可致月经先期、月经过多、崩漏，产后恶露不绝。冲任不固，胎失所系，可致胎漏、胎动不安、滑胎；冲任不固，系胞无力，则致阴挺下脱；冲任不能相资，不能摄精成孕，则可致不孕症。

2. 肾阴虚

肾阴虚主要指肾所藏的阴精不足及由此发生的病理变化。多因先天不足，素体阴虚，或房劳多产，或久病、热病、大病耗伤肾阴。肾阴虚则精血不足，冲任血虚，血海不能按时由满而溢，可致月经后期、月经过少、闭经；肾阴虚，冲任血虚，胞宫胞脉失养，可致痛经、妊娠腹痛或不孕症；若肾阴亏虚，阴虚生内热，热伏冲任，迫血妄行，发为阴虚阳搏之血崩、经间期出血以及胎漏、胎动不安、子淋；若肾阴虚，经行则冲任阴血外泄，孕期则阴血下聚冲任以养胎元，致令阴虚益甚，阳气偏亢，发为经行头痛、经行乳房胀痛、子晕甚或子痫等病。

3. 肾阳虚

肾阳即命门之火，肾阳虚是指全身机能低下，温煦、气化作用减弱的病理状态。肾阳虚，命门火衰，冲任失于温煦，下不能暖宫，胞宫虚寒，可致妊娠腹痛、产后腹痛、宫寒不孕；肾阳虚，命火不足，上不能暖土，经前经时或孕期气血下注冲任，脾气益虚，气血生化不足，冲任血海不盈，发为月经后期、闭经、胎萎不长。肾阳虚不暖脾土，水湿下注，发为经行浮肿、经行泄泻、子肿、子满；肾阳虚，气化失司，水液代谢失常，湿聚成痰，痰浊阻滞冲任、胞宫，可致闭经、崩漏、不孕；肾阳虚气化失常，水湿下注任、带，使任脉不固，带脉失约，发为带下病；肾阳虚，血失温运而血滞成瘀，血瘀阻碍生机加重肾虚，而发生肾虚血瘀的复合病机，导致更为错综复杂的妇产科病证。

肾虚病机的现代研究重点是四个方面：肾虚与下丘脑－垂体－内分泌轴的关系，在妇科主要是与性腺轴的关系；肾虚与自主神经功能的关系；肾虚的分子生物学基础研究，有助于阐明生命活动的共同规律；肾虚的其他病理变化，如与微循环障碍、微量元素变化等的关系。

（二）肝的病机

肝藏血，主疏泄，性喜条达，恶抑郁。肝体阴而用阳，具有贮藏血液和调节血流、血量的生理功能，肝又有易郁、易热、易虚、易亢的特点。妇人以血为基本，若素性忧郁，或七情内伤，或他脏病变伤及肝木，则肝的功能失常，表现为肝气郁结、肝经湿热、肝阴不足、肝阳上亢或肝风内动，影响冲任，导致妇产科疾病。

1. 肝气郁结

肝气郁结，则血为气滞，冲任不畅，可致冲任失调，血海蓄溢异常，发生月经先后无定期；肝郁气滞，冲任不畅，则出现痛经、经行乳房胀痛、闭经、经期延长、妊娠腹痛、缺乳、不孕症、盆腔炎、高催乳素血症等；肝气犯胃，经前、孕期冲脉气盛，夹胃气上逆，可发生经前呕吐、妊娠恶阻；肝郁化火，火邪下扰冲任血海，迫血妄行，可致月经先期、月经过多、崩漏、胎漏、乳汁自出、产后恶露不绝；肝郁化热，经前冲任气盛、气火相合上炎，则发生经行头痛、经行吐衄、经行情志异常。

2. 肝经湿热

肝郁乘脾，脾失健运，湿从内生，湿郁化热，湿热之邪下注任、带，使任脉不固，带脉失约，可发生带下病、阴痒。湿热蕴结胞中，阻滞气血，使胞脉血行不畅，不通则痛，发生妇人腹中痛；瘀积日久或湿热瘀结，阻滞冲任，冲任不畅，发生不孕、癥瘕。

3. 肝阴不足

肝藏血，体阴而用阳。阴血易耗而难成，妇人以血为本。若素体肝肾阴虚，或失血伤阴，或热病伤阴，肝阴不足，冲任失养，血海不盈，可致月经过少、闭经、不孕症等。肝血不足，经前经时、孕期阴血下注冲任血海，阴血益虚，血虚生风化燥，发生经行风疹块、妊娠身痒。

4. 肝阳上亢

肝血素虚，孕后血聚下以养胎，阴血益亏，肝阳上亢，出现经前头痛、经行眩晕、子晕；阴虚阳亢，阳化风动，肝风内动，风火相煽，又因肝血亏虚，血不荣筋，发为先兆子痫和子痫。

现代研究肝的功能失调的病机主要是肝郁和肝血不足两大方面。肝郁病理变化较为复杂，与妇产科关系较大的是肝郁与高级神经活动和自主神经功能失调有关，还与内分泌失调尤以高催乳素有关，与血液流变性变化有关。通过疏肝解郁为主的治疗，可以改善和治疗上述各种失调的病理。

（三）脾的病机

脾为后天之本，气血生化之源，脾主运化，主中气统血。脾的病理主要是气血生化不足，统摄无权，对津液的输布与排泄失常以及升清降浊失司。

1. 脾虚血少

脾气素虚，或饮食不节，劳倦过度伤脾，或肝病累及脾胃，使脾气虚弱，纳运失常，气血生化不足而血少，冲任失养，血海不盈，可出现月经后期、月经过少、闭经、胎萎不长、产后缺乳。

2. 脾虚不摄

脾气虚弱，中气不足，统血无权，冲任不固，可出现月经过多、经期延长、崩漏、胎漏；中气虚而下陷，则可见经崩、带下及阴挺。

3. 脾胃虚弱

脾胃素虚，孕后经血不泻，冲气偏盛，冲脉隶于阳明，冲气上逆则可犯胃，胃失和降，发为恶阻；脾胃虚弱，气血化生不足，亦可导致经、孕、产、乳疾病。

4. 脾虚湿盛

素体脾肾阳虚，或寒凉生冷，膏粱厚味损伤脾阳。脾喜燥而恶湿，脾阳不振，则运化失职，水湿流注下焦，损伤任、带，失于固约发生带下病；或湿聚成痰，痰湿壅滞冲任、胞宫，可出现月经过少、闭经、不孕、癥瘕等。

现代研究认为：脾虚是涉及机体多功能不足的综合性病理变化。与妇产科关系较大的是内分泌、代谢和免疫方面的病理改变。

（四）心的病机

“心主神明”“心主血脉”“胞脉者属心而络于胞中”。若忧愁思虑，积郁在心，心气不得下通于肾，胞脉闭阻，可出现闭经、月经不调、不孕；心火偏亢，肾水不能上济于心，则水火失济，出现妊娠心烦、脏躁，或产后情志异常等。

（五）肺的病机

肺主气，主肃降，朝百脉而通调水道。若阴虚火旺，经行阴血下注冲任，肺阴益虚，虚火灼伤肺络，则出现经行吐衄；若肺失宣降，不能通调水道，则见子肿、子嗽、妊娠小便异常、产后小便异常。

人是一个有机的整体，脏腑阴阳、气血各方面的功能失常是相生相克互相影响的，尤与妇产科关系最密切的肾、肝、脾之间更是难以分割；常出现肾虚肝郁、肝郁脾虚、肾脾两虚、肾虚肝郁兼脾虚、肾虚血瘀等复杂的病机，故应在错综复杂的正邪斗争中抓住主要的病机并做动态的因果转化的观察。

二、气血失调

妇女经、孕、产、乳的生理活动均以血为本，以血为用，又需耗血，致使机体常处于血常不足，相对气常有余的状态。早在《灵枢·五音五味》中已明确指出："妇人之生，有余于气，不足于血，以其数脱血也。"故气血失调是妇产科疾病的重要病机。一般来说，情志变化易伤于气，寒热湿邪易伤于血。由于气和血是相互依存，相互滋生的，气为血之帅，血为气之母，气病可以及血，血病可以及气。临证时必须分清在气在血的不同。

（一）气分病机

气分病机有气虚、气陷、气滞、气逆的不同。

1. 气虚

气虚是指气的能量不足及由此引起气的功能减退的病理状态。先天禀赋不足，素体虚弱，或劳倦过度，或久病大病正气受损，或肺、脾、肾的功能失常，影响气的生成，发生妇科诸疾。如肺气虚，卫外不固，易出现经行感冒、产后自汗、产后发热；中气虚或肾气虚，均可致冲任不固，发生月经先期、月经过多、崩漏、胎漏、乳汁自出。

2. 气陷

气陷是指中气虚而下陷的病理，先天禀赋不足，素体脾虚，或经行产后劳倦过度，中气受损，升举无力，可发生阴挺下脱、暴崩下血。

3. 气滞

气滞是指气机郁滞而流通不畅，导致相应的脏腑、气血、经络功能失常的病理状态。如肝气郁结、疏泄失调，则冲任血海阻滞，可发生月经不调、痛经、闭经、月经先后无定期、不孕等；气行不畅，津液停滞，可致水湿不化，痰湿内生，发生经行浮肿、子肿、闭经、不孕；气郁日久化火，火热之邪上扰神明，下迫冲任血海，可发生经行情志异常、产后情志异常、妇人脏躁、月经先期、月经过多、崩漏、胎漏等；气滞不畅、气机不利，亦可发生肝、脾、胃的功能失常，出现痛经或经行乳房胀痛。

4. 气逆

气逆是指气升降失常，上升太过或下降不及的病理状态。情志所伤，肝气疏泄过度，则肝气横逆，上扰肺胃。肺主气，主宣发肃降，以降为顺。肺气上逆，则可发生子嗽、子悬。胃气宜降，若肝气太过犯胃，则胃气上逆，可致经行呕吐、恶阻。怒则气上，肝气上逆，可致经行吐衄、经行头痛等。

（二）血分病机

病在血分，有血虚、血瘀、血热、血寒之分。

1. 血虚

血虚是指阴血匮乏，血的营养与滋润功能不足的病理状态。导致血虚常见三个方面的原因：一是耗血出血过多，经、孕、产、乳数伤于血，尤其是月经过多、血崩或孕期、产时、产后大出血，致使机体处在血虚状态；二是气血生化不足。脾胃为后天之本，气血生化之源，若脾胃虚弱或营养不良，可致气血来源匮乏；三是肾精不足，精血同源而互生，精亏则血少。各种原因导致的血虚，冲任血海匮乏不能由满而溢。或失于濡养，可发生月经后期、月经过少、闭经、痛经、妊娠腹痛、胎动不安、滑胎、胎萎不长、产后缺乳、产后身痛、不孕、阴痒诸疾。

2. 血瘀

血瘀是指血液停积、血流不畅或停滞、血液循环障碍的发生、发展及继发变化的全部病理过程。寒、热、虚、实、外伤、出血、体质因素、久病等均可导致血瘀，进而发生妇产科疾病。

（1）气滞血瘀：气为血之帅，血的运行全赖气的推动。《仁斋直指附遗方论》说："盖气为血帅也，气行则血行，气止则血止……气有一息的不通，则血有一息之不行。”若七情内伤，肝气郁结，气机不畅，则气滞血瘀，冲任失畅，发生月经后期、闭经、痛经、妊娠腹痛、不孕症等。

（2）气虚血瘀：气虚运血无力，致使血流缓慢，停滞为瘀。《医林改错》云：“元气既虚，必不能达于血管，血管无气，必停留而瘀。”脾肾气虚，冲任不固，可致月经过多、经期延长、崩漏、产后恶露不绝。

（3）寒凝血瘀：《内经》说：“血气者，喜温而恶寒，寒则泣而不流。”“寒邪客于经脉之中，则血泣，血泣则不通。”如经期、产后血室正开，感受寒邪，或过食生冷，或冒雨涉水，均可导致血为寒凝，发生痛经、闭经、月经后期、宫寒不孕诸疾。

（4）热灼血瘀：《金匮要略》说：“热之为过，血为之凝滞。”王清任说：“血受热则煎熬成块。”感受火热之邪或经、孕、产后过食辛热助阳之品，热伏冲任血海，灼血为瘀，发生痛经、月经过多、崩漏、胎漏、妇人腹中痛、盆腔炎、癥瘕等。

现代研究证明：血瘀病机主要有如下6个方面：微循环障碍；血液动力障碍；血栓形成；炎症和免疫功能失调；细胞增生和纤维化；血脂升高等。由此可见，中医所说的血瘀病机，是机体内多种病理因素综合作用形成的复杂病理变化。

3. 血热

血热是指血内伏热，使脉道扩张，血流加快，甚至热迫血妄行的病理状态。若因素体阳盛血热，或过食辛热助阳食物或误服助阳暖宫之品，热伏冲任，迫血妄行而出现月经过多、月经先期、崩漏、经行吐衄、胎漏、产后发热；若肝郁化热、热性炎上，可致经行头痛、经行情志异常、经行先期；若素体阴虚，经、孕、产、乳数伤于血，阴血益亏，阴虚生内热，热扰冲任，冲任不固，发生月经先期、崩漏、胎动不安、产后恶露不绝。

4. 血寒

血寒是指血脉凝滞收引、机体功能减弱的病理状态。血寒常因经期、产后正气不足，感受寒邪或素体阳虚，寒从内生，血为寒凝，冲任失畅、功能减退，发生痛经、月经后期、月经过少、闭经、妊娠腹痛、产后腹痛、产后身痛、宫寒不孕症等。

由于气血互相资生、互相依存，如影随形，故在病机上往往气病及血，血病及气，血气不和，气血同病，虚实错杂。现代应用气血关系进行临床和实验研究，取得了许多新成果。尤其是活血化瘀治疗妇科奇难杂症取得许多新成果。如异位妊娠、子宫内膜异位症、子宫肌瘤、不孕等。

三、冲、任、督、带损伤

妇产科疾病的病理机转与其他科的区别，就在于妇产科病机必须直接或间接地损伤冲、任、督、带。《内经》首创月经、妊娠生理理论，并首先提出任、督为病可致“带下瘕聚”和“不孕”等妇科疾病，明确了冲任的地位和作用。冲任督带损伤的常见病机是冲任损伤、督脉虚损和带脉失约。

（一）冲任损伤

任通冲盛才有正常的月经与妊娠。冲、任二脉皆起于胞中，环绕唇口。“冲为血海”，“为十二经脉之海”，能调节十二经的气血；“任主胞胎”，为阴脉之海，与足三阴经肝、脾、肾会于曲骨、中极、关元。因此任脉对人身的阴经有调节作用。天癸对人体的生长、发育与生殖功能的影响，主要通过冲任二脉来发挥。因此冲任损伤必然导致妇产科诸疾。《中医妇产科学》教材第1版主编曾敬光教授继承和发扬《内经》，创先引入“致病因素只有在直接或间接损伤冲任二脉的情况下，才有可能发生经、带、胎、产等妇女特有疾病……妇女病，位在冲任二脉，源于肾肝脾三脏”的学术观点，确立了冲任损伤是导致妇产科疾病的关键病机。冲任损伤的主要病机可概括为寒、热、虚、实，即冲任虚弱、冲任血热、冲任寒湿和冲任阻滞等。

1. 冲任虚弱

先天不足或房劳多产累及肾、肝、脾，损伤冲任，或经断前后，冲任功能衰退，使任脉虚，太冲脉衰少，导致月经迟发、月经过少、闭经、崩漏、乳房发育不良、子宫发育不良、不孕、产后缺乳、早发绝经、经断前后诸证、性淡漠等。

若冲任气虚不能固摄，可发生月经先期、月经过多、崩漏、胎漏、滑胎、阴挺、产后恶露不绝；冲任不固，不能摄精成孕，发为不孕。

2. 冲任血热

素体阳盛血热或过食辛热助阳之品，或阴虚内热，肝郁化热，热伏冲任，热邪下扰血海，迫血妄行，导致月经先期、月经过多、崩漏、胎漏、产后恶露不绝、产后发热；热邪上炎，则导致经行吐衄、经行头痛、经行口糜、子烦。

3. 冲任寒湿

素体阳虚或感受外寒湿，致寒湿搏结冲任血海胞宫，发生月经后期、闭经、痛经、宫寒或痰湿不孕、胎不长等。《诸病源候论》说："月水不通为冲任受寒。"《傅青主女科》亦说："寒湿搏结冲任，则病痛经。"

4. 冲任阻滞

寒、热、湿邪和血瘀、痰湿均可蕴结下焦，阻滞冲任，发生经痛、经闭、带下病、妊娠腹痛、宫外孕、不孕症、盆腔炎、癥瘕。《圣济总录》云："冲任不能循流，血气蕴结，冷热相搏，故成带下病。"《石室秘录》指出："任督之间，倘有疝瘕之症，则精不能施，因外有所障也。"而《妇人大全良方》概括指出："妇人病有三十六种，皆由冲任劳损而致。"

（二）督脉虚损

王冰注《黄帝内经》说："督脉，亦奇经也。然任脉、冲脉、督脉者，一源而三歧也……亦犹任脉、冲脉起于胞中也。"督脉行背人身之阳。与足太阳相通，"贯脊属肾"，得命火温养；"上贯心入喉"，得心火之助；又与肝脉"会于巅"，得肝阳以为用。故又称督脉为"阳脉之海"，总督诸阳，调节人身阴阳脉气的平衡，维持胞宫的生理功能。如外感六淫邪毒，内伤脏腑、气血，损伤督脉，致督脉虚损，则发生如同《素问·骨空论》所言"督脉……生病……其女子不孕"，以及阴阳平衡失调和生殖轴失调所致的绝经前后诸证、闭经、崩漏、痛经、带下病等。

（三）带脉失约

带脉如腰束带一周，约束诸经。《难经·二十八难》说："带脉者，起于季胁，回身一周。"《血证论》又指出："带脉下系胞宫……属于脾经。"从循行路经看，横行之带脉与纵行之冲、任、督间接相通并下系胞宫。带脉的功能主要是健运水湿，提摄胞宫，约束诸经。《难经·二十九难》曰：“带脉之为病，腹满，腰溶溶若坐水中。”《傅青主女科》云：“盖带脉通于任督，任督病而带脉始病。带脉者，所以约束胞胎之系也。带脉无力，则难以提系，必然胎胞不固，故曰带弱则胎易堕，带伤则胎不牢。然而带脉之伤，非若跌闪挫气已也，或行房而放纵，或饮酒而癫狂，虽无疼痛之苦，而有暗耗之害，则气不能化经水，而反变为带病矣……故妇人有终年累月下流白物，如涕如唾，不能禁止，甚则臭秽者，所谓白带也。夫白带乃湿盛而火衰，肝郁而气弱，则脾土受伤，湿土之气下陷。是以脾精不守，不能化荣血以为经水，反变成白滑之物，自阴门直下，欲自禁而不可得也。”故带脉失约可导致带下病、胎漏、胎动不安、滑胎、阴挺等。

冲、任、督、带与十二经相通，并如同湖泽、海洋蓄存十二经之气血，所以四脉的功能以脏腑为基础，其病机亦通过脏腑、气血阴阳的异常反映出来。因为脏腑、气血、经络相联系不可分割。

四、胞宫、胞脉、胞络受损

（一）胞宫受损

胞宫是指女性特有的生殖器官。胞宫借经络与脏腑相连，完成其生理功能，胞宫受损的病机主要有形质异常、藏泻失司和胞宫闭阻。

1. 胞宫形质异常

胞宫形质异常即是胞宫的形态、位置及质地的异常变化，是导致妇产科疾病的病机。古籍中有“面王以下者，膀胱子处也”“子门不正”“子脏不正”“子脏偏僻”，和“子宫不正”之称，是通过望诊和妇科检查发现的胞宫形质异常，多由先天发育不良和后天损伤所致，可发生子宫发育幼稚、子宫畸形、子宫过度屈曲、月经不调、痛经、滑胎、不孕、子宫肌瘤和或手术时因形质异常或操作失慎引起子宫穿孔等生殖器损伤。

2. 胞宫藏泻失司

胞宫为奇恒之府，具有似脏的“藏”的功能，又具有似腑的“泻”的功能，且藏泻有序。若先天肾气不足或后天失调，如房劳多产、久病大病失血伤精，精血不充，使冲任不能通盛，子宫蓄藏阴精匮乏，则发生藏而不泻的月经后期、闭经、阴道干涩、性欲淡漠、胎死不下、滞产、难产、过期妊娠；若肾气不固，肝气疏泄太过，或脾虚不摄，导致胞宫摄纳无权，泻而不藏，可发生流产、早产、崩漏不止、经期延长、带下病。子宫以藏为主，泻而有时，以藏为前提。没有定期的藏，就不会有定期的泻，没有定期的泻，也不会有定期的藏。藏与泻相辅相成，井然有序。子宫的藏泻有序是机体任何一个脏腑所不具有的，藏泻失司，足以导致经、带、胎、产、杂病的发生和发展。

3. 胞宫闭阻

胞宫闭阻是指病邪客于胞宫后，使胞宫闭塞或阻滞，是产生妇产科疾病的病机。《金匮要略》首先提出“热入血室”可导致月经病和情志异常，提出“妇人经水闭不利，脏坚癖不止，中有干血”和“血结胞门”等妇科特有的病机;《诸病源候论》认为:“妇人月水不通……风冷邪气客于胞内，伤损冲任之脉……致胞络内绝，血气不通故也”;《妇人大全良方》亦指出:“妇人月水不断，淋漓腹痛……或因经行而合阴阳，以致外邪客于胞内，滞于血海故也。”《医通》认为:“带下之证，起于风气寒热所伤，入于胞宫，从带脉而下。”以上是胞宫闭阻导致月经病、带下病的病机。至于妊娠病、产后病、杂病与胞宫闭阻的病机关系更大。如《金匮要略》有“妊娠转胞”,《诸病源候论》有“妊娠小腹痛者，由胞宿有冷”“邪入胞脏、致令胎死”。《妇人大全良方》又曰:“若为交合，使精血聚于胞中，皆致产难。”《神农本草经·紫石英》明确指出:“女子风寒在子宫，绝孕十年无子。”《傅青主女科》论肥胖不孕时亦指出:“肥胖者多气虚，气虚者多痰涎……且肥胖之妇，内肉必满，遮隔子宫，不能受精，此必然之势也。”此外，古籍还有“子脏挟痰，久不成胎”“躯脂满溢，闭塞子宫，以致不孕”的论述。足以说明，胞宫闭阻是妇产科常见的病机。

（二）胞脉、胞络损伤

《素问·评热病论》曰:“月事不来者，胞脉闭也。”胞脉是心气下达胞宫的径路。胞脉损伤，则发生经闭或月经稀发、月经过少、不孕等。胞络首见于《素问·奇病论》："人有重身，九月而喑，胞之络脉绝也，胞络者，系于肾。"胞络是胞宫上的络脉，是肾输注阴精至胞宫的通道。胞络损伤可发生子喑和胞宫上的络脉受损的月经不调、闭经、痛经、崩漏、不孕等病。

盆腔和宫腔的各种手术都有可能损伤胞宫、胞脉、胞络。如子宫穿孔、宫腔粘连可以导致妇科急腹症、月经过少、闭经、盆腔炎、不孕等。子宫动脉栓塞可以引起盆腔疼痛、月经减少、闭经或卵巢功能减退。

胞宫、胞脉、胞络虽各有自身受损的病机，出现不同的病证，但它们之间又是互相联系不可分割的整体，相互影响。

五、肾－天癸－冲任－胞宫轴失调

《素问·上古天真论》中指出："女子七岁，肾气盛，齿更发长；二七而天癸至，任脉通，太冲脉盛，月事以时下，故有子……七七任脉虚，太冲脉衰少，天癸竭，地道不通，故形坏而无子也。"不但明确阐述了月经和妊娠产生的机理和生、长、壮、老、已规律，而且指出肾、天癸、冲任、胞宫与生长、发育、月经等密切相关。

（一）肾

肾是古今研究的热点，中医所言之肾，古今认识不断深化。《内经》认为肾是先天之本，主人体生长、发育与生殖，为冲任之本，藏精系胞。《难经》首创"左肾右命门"说，在《三十九难》中指出："左为肾，右为命门。命门者，精神之所舍也，男子以藏精，女子以系胞，其气与肾通。"首先把命门作为内脏提出，并论述其功能，较《内经》有创见。至明代，对肾和命门在机体中的重要地位和作用的认识，最为深刻的要数张景岳和赵献可。《景岳全书·命门余义》说："命门为精血之海……为元气之根……五脏之阴气，非此不能滋，五脏之阳气，非此不能发。"尤其赵献可在《医贯》中明确指出："其右旁有一小窍，即三焦。三焦者，是其臣使之官，周流五脏六腑之间而不息，名曰相火。其左旁有一小窍，乃真水也，亦无形，上行夹脊至脑中，为髓海，泌其津液，注之于脉，以荣四末，内注五脏六腑，亦随相火潜行于周身。”后世在前人理论的指导下不断深入地研究，并取得新成果。最有代表性的是上海第一医学院沈自尹等著名中西医结合专家家经过近40年“肾的研究”，特别是对于肾阳虚的主要发病部位的探讨，得出了证据指向下丘脑的结论，认为这和赵献可“真水……上行夹脊至脑中，泌其津液，注之于脉，以荣四末，内注五脏六腑，亦随相火潜于周身”不谋而合，故对肾的认识除了主泌尿、生殖功能外，已提及内分泌概念的真知灼识。中医妇科界的老一辈全国著名中医专家罗元恺教授等对肾的研究也是最早最有深远影响的。在20世纪70年代初就发表了多篇论文阐述对肾研究的学术观点。促进了本学科对肾的临床和实验研究。

（二）天癸

天癸是关系到人体生长、发育和生殖的一种阴精物质。它来源于先天肾精，又在肾气的充盛和后天脾胃水谷之精气的滋养支持和作用下，逐渐成熟泌至而起作用。又随肾气的虚衰而竭止。天癸与生殖内分泌激素相似，具有物质和功能的双重性，天癸与妇女的月经和男女生殖能力相始终。

（三）冲、任二脉

冲、任二脉同起于胞中，均环绕口唇；“冲为血海”，为“十二经脉之海”，能调节十二经之气血。任脉有“妊养”“担任”之义，“任主胞胎”，任脉为“阴脉之海”，对人身的阴经有调节作用。冲任二脉与月经、妊娠等生殖功能密切相关。

（四）胞宫

肾、天癸、冲、任在产生月经、带下、妊娠和产育中各有其重要作用，但最终必须通过子宫才能完成，表现出妇女的特殊生理活动，如胞宫缺如，女性特有生理便丧失。

若肾－天癸－冲任－胞宫轴失调，可出现崩漏、闭经、性早熟、性迟熟、迟发绝经更年期综合征、早衰、流产、不孕症等生殖轴失调的主要妇科病。而调经、种子、安胎的关键就是调整肾、天癸、冲任、胞宫轴的功能及其相互间的平衡协调，其中补肾气是最为关键的一环。所以肾－天癸－冲任－胞宫生殖轴失调又是复杂和疑难妇产科疾病的主要发病机理。

综上所述，妇产科疾病的病机是错综复杂的，既有气血失调和脏腑功能失常的病机间接影响冲任为病；更重要又有天癸失常，冲任督带损伤，胞宫、胞脉、胞络受损，以及肾－天癸－冲任－胞宫轴失调等独具妇科特色的病机。由于中医认为天地之气，化生为人，精、气、神为人之“三宝”。血是滋养脏腑、神志的物质基础，五脏又是生化和贮藏精气之源。故这些妇科特色的病机，仍然要依附于脏腑、气血、经络的某些相关功能失调来阐述。而且它们之间又是互相联系、不可分割的整体。临证时，必须“辨证求因”“审因论治”“谨守病机，各司其属”，把握主要病因病机的关键所在，才能做出正确的诊断，为论治提供可靠的依据。

（张玉珍、蔡平平）

第四章　月经病的辨治撮要

第一节　月经病辨证要点

月经病的辨证，以月经期、量、色、质的变化结合全身症状、舌脉作为辨证的依据。若月经提前、量多、色淡质稀，伴神疲乏力，多为气虚；月经延后、量少、色淡红质稀，伴头晕眼花，大多为血虚；月经量多或日久不止、色深红质稠，多为血热；月经延后、量少色暗，喜温畏寒，多为血寒；月经量多、色紫暗、质稠有血块，大多为血瘀；月经初潮年龄延迟、周期不定、量少色淡，常为肾气未充，冲任不盛或脾肾亏虚，气血生化不足；月经提前或延后，经量或多或少、色紫红有块，伴胸胁作胀，大多为肝郁；月经提前或延后，经量少、色淡暗质稀，伴腰酸，大多为肾虚；月经延后，经行下腹冷痛，拒按、得热则减，大多为实寒；经行或经后下腹冷痛，形寒畏冷，喜按得热则减，大多为虚寒；经行下腹刺痛，经量多、色紫红有块、块下痛减，大多为血瘀。

第二节　调经的思路与方法

所谓“调经”，重在“调”字。从广义上来说，凡是针对月经病的病机所施行的治则治法及相应方药，使月经恢复正常的期、量、色、质，消除伴随月经或因经断而出现的各种证候，均属“调经”范围，即重在治本以调经。

一、月经不调辨治

从狭义来说，月经不调是指月经周期、经期、经量异常的一类月经病，包括月经先期、月经后期、月经先后无定期、月经过多、月经过少、经期延长6种月经病，从临床入手，“月经不调”仅作概括、归纳用。

历代中医医家首重调经。如宋代陈自明云：“凡医妇人，先须调经。”明代张景岳说：“女人以血为主，血旺则经调而子嗣，身体之盛衰，无不肇端于此。故治妇人之病，当以经血为先。”清代傅山也指出：“妇人调经尤难。盖经调则无病，不调则百病丛生。”故各医家尤其强调“种子必先调经”。临床上主要围绕以下三个方面进行辨治。

（一）辨脏腑气血

辨阴阳，抓病机，则法随证立，方随法出。月经病的病机主要责之于肾、肝、脾功能失常，以及气血失调，直接或间接损伤冲任督带和胞宫、胞脉、胞络，导致肾－天癸－冲任－胞宫轴失调。故遵循《黄帝内经》“谨守病机”“谨察阴阳所在而调之，以平为期”的宗旨。

1. 调理肾肝脾

《傅青主女科》云：“经水出诸肾。”《景岳全书》云：“故调经之要，贵在脾胃以资血之源，养肾气以安血之室，知斯二者，则尽善矣。”肾阴是月经的主要化源，故调经以补肾为主。围绕着肾肝脾三脏功能失常，调经最常选用的方剂如下：

（1）肾虚证，选用归肾丸。《景岳全书》谓原方治肾水真阴不足，精衰血少，腰酸脚软，形容憔悴，遗泄阳衰等证。用于治疗各种肾虚月经不调。

（2）脾肾阳虚证，选用毓麟珠。《景岳全书》中记载“妇人血气俱虚，经脉不调，不受孕者，惟毓麟珠随宜加减用之最妙。”常用于治疗月经后期、月经量少。

（3）肝肾阴虚证，选用左归丸合二至丸。《景岳全书》记载：“左归丸治真阴肾水不足，不能滋养营卫，渐至衰弱……凡精髓内亏，津液枯涸等证，俱速宜壮水之主，以培左肾之元阴，而精血自充矣。宜此方主之。”常用于治疗月经先期、月经量少。

（4）肾虚肝郁证，选用定经汤。定经汤乃从逍遥散基础上化裁而出，集舒肝、滋肾、健脾、养血药于一方之中，临证时灵活加减应用，经后着重滋肾养血以促排卵，经前注重疏肝行气。定经汤用于治疗肾虚肝郁型各种月经不调。

肝郁脾虚证，选用当归芍药散、逍遥散。对于各类月经不调，尤经前期肝经症状明显者，选用之。对于寒热虚实错杂而以冲任虚寒兼瘀血内阻为主之月经病，常选用调经祖方温经汤以达调经助孕之效。

2. 调理气血

《妇人大全良方》指出“妇人以血为基本”，血赖气行，气血和调，经候如常。若气血失调，影响冲任为病，则出现各种月经病。调理气血，首先要分清在气在血和气与血的关系。病在气有气虚、气陷、气郁、气逆之分，治以补气、升陷、解郁、降逆之法；病在血有寒、热、虚、实之异，治以温、清、补、消之法。常用方如金匮温经汤、良方温经汤、清经散、两地汤、清热固经汤、四君子汤、补中益气汤、四物汤、八珍汤、生脉散、失笑散、桃红四物汤、血府逐瘀汤、膈下逐瘀汤、少腹逐瘀汤等。

（二）别月经期量

凡看妇人病，入门先问经。以月经病就诊，首先要明确期或量的异常。以月经的期、量、色、质的变化，结合全身症状、舌脉以辨寒热虚实。总体而言，周期异常者应注重平时（即非经期）的治疗，经期或经量异常者应注重行经期的治疗。若月经周期、量异常并见，以调周期为主为先，调经量为辅为后。《景岳全书·妇人规》云：“经以三旬而一至，月月如期，经常不变，故谓之月经……夫经者常也，一有不调，则失其常度，而诸病见矣。”故医家强调“经贵乎如期”。临证时以调月经周期为主为先（参见后述“调周法”），须连续3个月，注重平时治疗。经期调经量为辅为后，辨证施治，因势利导调治经量。待月经周期如常后，脏腑气血调和，经量自然有改善。

（三）分类别论治

明确病证，辨析病机，按不同的月经病把握最佳治疗时机。

1. 周期异常，贵在调周

对于月经周期异常者，结合月经周期中行经期、经后期、经间期、经前期四个不同时期的肾阴阳转化和气血盈亏变化的规律，采取周期性用药的治疗方法。为更贴近临床，简便患者就诊，主要遵循“经前勿滥补，经后勿滥攻”的规律，经后为阴长期，治宜滋肾养阴填精为主，或兼疏肝、健脾、养血活血。常用方：归肾丸、左归丸合二至丸、定经丸、毓麟珠、当归芍药散等，一般治疗两至三周。经前视有无孕求而有别。若有孕求，治宜益肾养血，佐以疏肝行气，可选如定经丸加减，若能怀孕，则安胎，若无怀孕，则调经。若无孕求，治宜疏肝行气活血通经，可选如桃红四物汤加减，用药1周。此方法简称为“调周法”。

2. 经量异常，通补结合

月经过少者，临证时依照：①平时与经期不同时期论治。治法既有所侧重，又应有所联系。虚证者，平时重在濡养精血，或滋肾补肾养血调经，或养血益气调经滋其化源；常选归肾丸、毓麟珠等。经期加用疏肝养血活血之品，如香附、鸡血藤、丹参之类；实证者，平时宜攻宜通，或活血化瘀调经，或燥湿化痰调经，选用血府逐瘀汤、膈下逐瘀汤、少腹逐瘀汤、桃红四物汤。对于痰湿证多选苍附导痰丸等；经期可加温通活血之品，如当归、川芎、牛膝，阴柔酸收之品则不用。②辨别病情轻重、病程长短论治。对于病情较轻、新发的月经过少，以调理气血为主，临床上治疗以四物汤、八珍汤、桃红四物汤加减。正如宋代陈自明在《妇人大全良方》中提到的，“气血者，人之神也，然妇人以血为基本，则血气宣行，其神自清，月水如期，血凝成孕”。对于病情较重、病程长的月经过少，治疗以调理肾肝脾为主。以归肾丸滋补肝肾，健脾滋阴，使得肝脾肾三脏同调；若气血亏虚日久损及脾肾时多用毓麟珠加减，益气养血，健脾补肾；若表现出肝脾症状为主时，则以当归芍药散加减调理肝脾，疏肝健脾，活血养血。结合辨因论治，寻找月经过少的发病原因，如子宫发育不良、子宫内膜结核、子宫内膜炎、宫腔粘连等，采取相应的处理措施调养胞宫则疗效更好。

月经过多者，除平时辨证施治（参照“调周法”），注重补益气血，临证时须排除生殖器器质性疾病以外，还要着重经期治疗，离经之血即是瘀血，“瘀血不去，新血难安”，补气化瘀止血为常用治法。常选用经验方止血1方、止血2方（见后述）。

3. 经期延长，分类论治

经期延长可分为三种类型，第一种类型：谓之“经行不畅”，为来月经时即点滴而出，直至第5～7天经量才开始多，第7～9天经量渐少，再1～2天后经血停止，整个经期达十余日；第二种类型：谓之“经行拖尾”，为来经时第1天经量不多，第2、3天经量增多如常，第4天始经量渐少，其后经血淋沥不尽达10天左右方净；第三种类型：谓之“经行不畅与拖尾并见”，为来月经时即点滴而出，直至第5～7天经量开始多，第7～9天经量渐少，其后经血淋沥不尽达半月方净。经期延长治疗重在缩短经期，结合月经的生理特点与经期延长三种类型周期用药施治，疗效显著。临床医生把握三种类型用药的时机是关键。类型一，注重经前期一周及行经初期3天内的治疗，治以活血通经，冀其推动气血运行，子宫排经血得以通畅；类型二，注重经期第3天以后的治疗，治以固冲化瘀止血；类型三，兼顾前二者的治疗。

二、按月经特定时间辨治

（一）经间期出血，重滋肾阴

临证时注意经间期肾阴阳转化及气血盈亏变化规律，重点在于促进重阴转阳的顺利转化，其治疗重要意义不在于止血，而是经后期尚未出血之前的预防。治疗以滋肾益阴养血为主，兼热者清之，兼湿者除之，兼瘀者化之。临证时常选左归丸合二至丸。出血时，适当加一些固冲止血药。而对月经期经量过多，血块多者，会导致月经后长期阴血不足，故应参照月经过多的治疗减少经量，以防治经间期出血。

（二）月经前后诸证，尤调肝脾

月经前后诸证发病与经期及其前后冲任、气血、子宫的盈虚变化较平时急骤，气血容易壅滞或亏虚有关。常见的病因病机是肝郁、脾虚、肾虚、气血虚弱和血瘀，尤以肝脾失调为主，以调肝为要。诸证发于上者，多为实证、热证，如经行乳房胀痛、经行头痛、经行吐衄等，拟逍遥散加减或养肝体清肝用方；诸证发于下者，多为虚证、寒证，如经行泄泻，拟健固汤加减；诸证发于全身躯体者，多为虚实夹杂证，如经行浮肿、经行风疹块等，拟金匮肾气丸、当归饮子、消风散。

（三）绝经前后诸证，滋养肝肾

绝经前后诸证以肾虚为本，肾的阴阳平衡失调导致肝肾阴虚、脾肾阳虚、心肾不交等一系列的病理变化，出现诸多证候。临床以烘热汗出、烦躁失眠、阴道干涩等肾阴虚为主，以心、肝火旺最常见，张玉珍教授自拟"更年安"，乃左归饮（丸）、百合地黄汤合生脉散加减组方而成，治以滋肾养阴，益气安神。药物如下：菟丝子、山萸肉、熟地黄、百合、白芍、党参、麦冬、丹参、枸杞子、茯苓、女贞子等。临证中还须注意肾阳虚及肾阴阳俱虚处以相应的方药，尤须注意肾阴阳的平衡以及兼证的处理。并重视心理调摄。

三、病证结合辨治疑难月经病

崩漏、闭经、痛经是月经病中之疑难病，中医治疗此类月经病反映了调经的全面技术要求。与三个病相关，现代医学中的以功能失调性子宫出血（无排卵型）、多囊卵巢综合征、子宫内膜异位症为代表的疑难病，是最为棘手的月经病。临床上辨病与辨证相结合，是现阶段中医药治疗此类病的主要思路与方法。张玉珍教授主编的《中医妇科学》教材在相关病中有论述。

（一）治崩漏，不忘补气化瘀止血

崩漏是肾 – 天癸 – 冲任 – 胞宫轴严重失调所致的月经病。治疗分急症处理、出血期辨证论治和止血后治疗。缘肾虚是崩漏致病之本，在对崩漏的治疗中，应首辨阴阳，从脾肾阴阳入手。对崩漏出血期患者，不管出血量多少，应以止血为急务，故以塞流治其标。对于气阴虚而阳搏动血者，拟止血 1 方（生脉散合失笑散加味）以益气养阴，化瘀止血，药物如下：党参、麦冬、五味子、山萸肉、龟甲、三七粉、蒲黄、五灵脂、益母草等。对于脾阳虚，气不统摄者，拟止血 2 方（举元煎合失笑散加味）以补气固摄，化瘀止血，药物如下：党参、白术、黄芪、炙甘草、蒲黄、五灵脂、三七粉、艾叶、赤石脂、补骨脂等。对于肾阳虚则命门火衰，阳不摄阴，兼脾虚，冲任失固者，拟止血3方以温阳益气固冲，化瘀止血，药物如下：补骨脂、赤石脂、续断、蒲黄、五灵脂、党参、鹿角霜、茜草、海螵蛸、山萸肉等。需要注意的是，崩漏止血后，则应着重补肾，兼理肝脾气血，以调整周期。止血后的治疗以复旧为主，结合澄源求因，这是治愈崩漏的关键。对青春期患者，应调整月经周期，恢复排卵功能以防复发。对生育期患者，多因崩漏而导致不孕，故要肝、脾、肾同调以治其本，解决调经种子的问题。至于更年期患者，主要解决因崩漏导致的贫血体虚，防止复发及排除和预防恶性病变。

（二）治痛经，着重温补活血止痛

痛经离不开寒和瘀。以“不通则痛”或“不荣则痛”为主要病机。实者可由气滞血瘀、寒凝血瘀、湿热瘀阻导致胞宫的气血运行不畅；虚者主要由气血虚弱、肾气亏损致胞宫失于濡养。痛经治疗分两步：平时辨证求因以治本（参照“调周法”），常用方有大温经汤、小温经汤、当归芍药散或逍遥散；经期重在调血止痛以治标，及时控制、缓解疼痛，经前1周拟调经止痛方（张玉珍经验方），治宜理气活血，化瘀止痛，药物如下：当归、赤芍、白芍、三七、丹参、三棱、莪术、桃仁、香附、乌药、延胡索等。

子宫内膜异位症以“瘀血阻滞胞宫、冲任”为基本病机。治以“活血化瘀”之法，同时寻找血瘀的成因，分别予以理气活血、温经散寒、补肾温阳、健脾益气、化痰除湿、清热凉血诸法。病程长，瘀久积而成癥者，又当散结消癥。治疗分两步：经期以调经止痛为主，平时重在化瘀散结消癥。还要根据病人对生育的要求不同区别对待（参照“调周法”）。

（三）治闭经，注重滋肾调治肝脾

闭经病因复杂，疗效不尽如人意，大多病程较长。尤其是虚证闭经，更不可能短期治愈。一般来说，虚证或虚实夹杂者当以调理肝肾为主，而肾阴是月经的主要化源，故滋益肾阴，乃调治闭经之要着。根据病证，虚者补而通之，虚实夹杂者攻补兼施而通之。闭经着重于平时治疗，无论虚实，不拘泥于上述四个时期，平时治疗常常超过 3 周，一直待有清稀带下排出，或有经行之兆，如乳胀、下腹胀等，再因势利导，治以疏肝行气，活血通经，则经可行。

张玉珍教授认为多囊卵巢综合征的主要病因病机是肾肝脾功能失常，气血水失调，导致痰瘀闭阻胞宫。辨证要点抓住肾肝脾功能失常的偏重，兼顾气血水失调。临证时常分为三型：脾肾虚痰湿型，选苍附导痰丸加减，常加温肾健脾如淫羊藿、黄芪，再加佛手散，标本同治；肾虚肝郁型，选傅青主之定经汤加减；肝经郁火型，选龙胆泻肝汤或丹栀逍遥散加减。当出现少阳阳明合病时，则选大柴胡汤加减以调理枢机不利。并强调患者要“管住嘴，迈开腿”，配合治疗。

（廖慧慧）

中篇

卵巢早衰的中医药防治

第一章　卵巢早衰的概念、病因及诊断标准

第一节　卵巢早衰的概念及病因

卵巢早衰（premature ovarian failure，POF）是指女性在40岁前，由于卵巢内卵泡耗竭或医源性损伤发生卵巢功能衰竭。患者除表现月经稀发，经量过少，闭经，不孕一系列症状外，还见性器官萎缩、骨质疏松及因血脂代谢紊乱而引起的心血管疾病及神经精神等方面的改变，严重影响妇女的生活质量。文献报道，POF的发病率在妇女中占1%～3%，并呈逐年升高趋势，是当今生殖医学和生殖健康研究的热点和难点。

一、遗传学因素

有研究认为POF是一种多基因遗传病。约10%的POF患者有家族史。POF和早绝经有较高的家族遗传倾向，有人认为POF和早绝经为一种由常染色体传递或X连锁显性限制性遗传疾病。染色体数量和结构异常，与生育相关的基因突变均可导致该病。其中包括BMP15、FMR1、FMR2、LHR、FSHR、INH-α等基因异常。

二、酶缺陷因素

半乳糖血症患者常表现为原发性闭经或青春期后不久即发生POF。半乳糖血症与POF发生有关已被证实，可能是由于半乳糖对卵母细胞的直接损害，其代谢产物对卵巢损害以及含有半乳糖的促性腺激素分子生物活性改变，导致卵母细胞的过早耗竭。黏多糖病亦与POF发生有关，可能是由于毒性物质在卵巢内聚集使卵泡结构破坏，卵泡缺失。

另由于卵巢 17α－羟化酶缺陷不能合成雌激素，FSH 反馈性升高，临床表现为原发闭经，有子宫，外生殖器为女性型，但无性征发育。还有其他卵巢酶的缺陷，例如裂解酶、3β－类固醇脱氢酶及 17–20 碳链解酶等缺乏及肌紧张性营养不良也与 POF 有关，因为这些因素可导致卵泡闭锁增加。

三、环境因素

盆腔手术、放疗和化疗、环境及药物均有可能引起卵巢早衰。任何关于卵巢的手术都有可能破坏正常的卵巢组织或卵巢的血供，从而影响卵巢的功能，有研究显示，行卵巢相关手术的患者，其卵巢功能较正常人提前衰竭。腹部或盆腔放射治疗照射剂量小（＜150rad）通常对生育功能无影响，250～800rad 可发生暂时性的卵巢功能衰竭，但即使恢复卵巢功能，卵巢储备能力也下降，可能增加流产或者 POF 的机会。800rad 以上则可引起 POF。化疗药物尤其是烷化剂对生殖细胞有损害作用。近来有人认为环境污染如使用大量的杀虫剂等也可引起 POF。长期服用抗类风湿药物如雷公藤也可引起 POF。

四、对抗性卵巢或卵巢不敏感综合征

1965 年 Kinch 等首先在原发闭经患者中发现有卵泡型的高促性腺激素闭经，它的特征是：①卵巢形态饱满，见多数始基卵泡及少数初级卵泡；②内源性促性腺激素升高；③卵巢对外源性促性腺激素不敏感；④闭经但性征发育正常。为与性腺发育不全鉴别，命名为 Savage 综合征。推测该综合征可能为卵巢促性腺激素受体或受体后缺陷。经雌激素治疗后自发排卵或对外源性促性腺激素恢复敏感性的现象，提示雌激素对该综合征促性腺激素受体的激活或增加受体数有作用。文献报道卵巢不敏感综合征患者经雌激素治疗之后自然妊娠率可达 13%。

五、免疫性损伤

有学者认为卵巢早衰最常见的病因是自身免疫功能异常。临床上发现

5% ～ 30% 的 POF 患者同时患有其他自身免疫性疾病，以桥本甲状腺炎最常见，其次为 Addison 病、类风湿性关节炎、系统性红斑狼疮、贫血、特发性血小板减少性紫癜等。免疫学方面的研究主要有如下几个方面：

1. 抗体

POF 患者的卵巢自身免疫损害机制尚不清楚，可能是自身免疫功能亢进产生的抗体能识别卵巢构成的某一或某些成分，通过抗原抗体反应损害卵巢，也可能是由于自身免疫性疾病使免疫功能紊乱后殃及卵巢。许多学者通过研究发现，卵巢早衰患者体内存在众多与卵巢早衰相关的抗体，如抗卵巢抗体、抗颗粒细胞抗体、抗透明带抗体、抗核抗体等。林建华等以 AoAb 被动免疫小鼠，证实其对卵巢有损伤，并有剂量依赖关系。杨宁等亦报道 POF 患者血清中 AoAb、AZpAb 均比正常妇女要高。抗体分类证明，各组抗体中以 IgG 为主，IgA、IgM 也有一定的比例。近年有学者发现抗心磷脂抗体（anticardiolipin antibody，ACA）、抗核抗体（antinuclear antibody，ANA）、抗卵巢抗体与 POF 的发生密切相关，Holland 等报道其研究对象中 ANA 阳性率为 24%。有报道称，30 岁以下停经，具有正常核型的 POF 患者血清中，70% 都找到了抗核抗体 ANA，说明 ANA 与 POF 有着明显关联。临床在检测卵巢早衰患者血中自身免疫性抗体时也发现，他们体内部分抗体呈阳性，如血清抗核抗体、抗卵巢组织抗体。因此，卵巢早衰常被认为是自身免疫性多腺体综合征的一部分。

2. 外周血 T 淋巴细胞亚群

有学者研究发现卵巢早衰患者的免疫调节、免疫应答均处于衰老状态，存在着 $CD4^+/CD8^+$ 的比值下降，CD16 细胞数增高及总补体溶血活性（CH50）的增高。杨桂艳等用流式细胞仪分拣细胞，结合原位杂交的方法研究 POF 患者外周血 $CD4^+$，T 淋巴细胞的 Th1/Th2 分布，发现 Th1 占明显优势，是否与细胞因子诱发机体自身免疫反应，使颗粒细胞及卵泡受到破坏有关，须进一步探讨。

3. 细胞因子

多个实验表明细胞因子影响着卵泡的发育及闭锁，这些因子在卵巢功能衰竭时也发生相应的变化。王一峰等用放射免疫方法探讨TNF-α、IFN-γ和IL-2与自身免疫性POF的发病关系，发现POF组TNF-α和IL-2较低，IFN-γ升高，这些细胞因子水平与AoAb呈高度显著性正相关，提示细胞因子在自身免疫性POF的发生中起着重要作用。

六、感染因素

卵巢有明显的抗感染能力，但在儿童期、青春期患流行性腮腺炎可合并病毒性卵巢炎，大约5%幼女腮腺炎患者可致卵巢炎而成为POF。另外，严重的化脓性、结核性、淋菌性盆腔炎也可引起卵巢损害，致卵巢功能丧失而发生卵巢早衰。

七、社会、心理因素

近年来，生物－心理－社会医学模式的转变，为探讨疾病发生的因素提供了崭新的理论依据。许小凤等研究结果显示：社会、心理因素与卵巢早衰、卵巢储备功能下降的发病密切相关。其中社会因素尤为重要，突出表现在女性工作繁忙、家庭经济状况过好或过差、人际关系不洽、离婚丧偶等方面。心理因素主要表现为精神过度紧张，其次POF组常表现出急躁易怒的性格特征，而卵巢功能低下（DOR）组以抑郁多虑者多见。此外，DOR组有年龄小、文化程度高、脑力劳动者发病率高的特点，与文献报道相符。这部分患者以白领阶层、中青年技术骨干、个体经营者居多，存在着人际关系复杂、工作压力大、精神高度紧张等社会、心理特征。由此可见，社会、心理因素可能是卵巢早衰、卵巢储备功能下降发病的另一重要原因。强烈的精神刺激如遭遇车祸、离异、亲人逝世等，或长期的负面情绪，如焦虑、抑郁、愤怒等都可以影响人体的中枢神经系统，从而影响卵巢的功能。

八、特发性

卵巢早衰表现为无明确诱因的过早绝经。

POF 的发病机制主要包括：原始卵泡储备减少、卵泡闭锁（凋亡）加速、卵泡成熟障碍三大方面。其中，原始生殖细胞储备数量是决定女性生殖时间跨度的关键因素。各种因素引起卵巢早衰的共同特点是卵泡数少和（或）卵泡消耗加速。高水平的促性腺激素（GnH）对卵泡自身受体的降调节作用，可能为卵巢内残留卵泡功能受抑制的病理生理，卵泡数量减少后对 GnH 敏感性降低是卵泡发育中途夭折的病理生理。这时 FSH 往往 >10IU/L。近年研究发现，卵巢储备功能下降的最早表现是抑制素的下降，有周期性月经，且 FSH 在正常范围，但用氯米芬可出现 FSH 升高的反应，因此用氯米芬后 FSH 升高亢进现象同样反映卵巢储备功能下降。

（陈丽霞）

第二节　卵巢早衰的诊断标准

一、卵巢早衰的诊断标准

参考中华中医药学会 2012 年 7 月发布的《中医妇科常见病诊疗指南》所列标准制定。

（一）诊断要点

1. 病史

多数患者无明确诱因，少数可有家族遗传史；自身免疫性疾病引起的免疫性卵巢炎病史；幼时腮腺炎及结核、脑炎、盆腔器官感染史；盆腔放射、全身化疗、服用免疫抑制剂及生殖器官手术等医源性损伤史；吸烟饮酒、有毒有害物质接触史；或在发病前有突发的惊恐或持续不良的精神刺激史。

2. 症状

月经不规则是首要线索，患者一般先出现月经周期延后、经期缩短、经量减少、不规则子宫出血，而后逐渐发展为闭经；少部分患者月经周期可正常，表现为突然出现闭经；部分患者或可出现燥热等绝经过渡期症状。

如由自身免疫性疾病引起的卵巢早衰可出现相关疾病的表现。

3. 体征

妇科检查或可见生殖器官萎缩，病程长者更明显；阴道黏膜充血，皱襞消失。

4. 辅助检查

（1）生殖内分泌激素测定：间隔 1 个月持续两次以上，FSH ≥ 40IU/L，E_2 ≤ 73.2pmol/L。

（2）免疫指标和内分泌指标检测：根据临床表现可以有选择地进行相关疾病的指标检测：抗卵巢抗体、血沉、免疫球蛋白、类风湿因子测定、甲状腺功能、肾上腺功能、甲状旁腺及血糖测定。

（3）染色体检查：对于 25 岁以下闭经或第二性征发育不良者，可行染色体核型分析。25 岁以上继发闭经者，很少有染色体核型异常。

（4）彩色 B 型超声检查：子宫内膜菲薄或子宫及卵巢萎缩，卵巢中无卵泡，卵巢血流改变。

（5）骨密度测定：必要时可进行此项检查，以明确是否伴发骨质疏松症。

（二）诊断标准

具有以下三条则可以诊断：① 40 岁以前闭经；②两次以上血清 FSH ≥ 40 IU/L；③ E_2 ≤ 73.2pmol/L。

（三）鉴别诊断

1. 高泌乳素血症

临床表现为月经稀发、闭经及非哺乳期乳汁自溢，PRL ≥ 25μg/L。B 超可见卵巢内有发育的卵泡，血清 LH、FSH 及 TSH 的水平均正常。

2. 多囊卵巢综合征

可出现月经稀发或闭经、不孕，但以高雄激素血症、高胰岛素血症及代谢综合征为其特征，血清 FSH 水平在正常范围，常伴有肥胖、多毛、痤疮及黑棘皮征。

3. 希恩综合征

产后大出血和休克持续时间过长导致腺垂体急性梗死和坏死，引起低促性腺激素性闭经，同时伴有肾上腺皮质、甲状腺功能减退。临床表现为闭经、脱发、阴毛和腋毛脱落、低血压、畏寒、嗜睡、贫血、消瘦等症状。

4. 抵抗性卵巢综合征

本病又称卵巢不敏感综合征，亦属 FSH 升高之高促性腺闭经。镜下卵巢形态饱满，具有多数始基卵泡及初级卵泡，很易与卵巢早衰相鉴别。

5. 中枢神经－下丘脑性闭经

本病包括精神应激性、神经性厌食、体重下降、剧烈体育运动、药物等引起的下丘脑分泌促性腺激素释放激素功能失调或抑制引发闭经。

附：卵巢储备功能减退的诊断标准

卵巢储备功能减退（diminished ovarian reserve，DOR）指：卵巢内产生卵子的能力减弱，卵母细胞质量下降，此时血清中基础 FSH $\geqslant$ 12IU/L，$E_2 \geqslant$ 275pmol/L（75pg/mL），导致生育能力下降。卵巢功能衰退的最早征象是卵泡对 FSH 敏感性降低，FSH 水平升高。卵巢储备功能减退的早期雌激素水平波动很大，由于 FSH 升高对卵泡过度刺激引起雌二醇分泌过多，甚至可能高于正常卵泡期水平，因此在卵巢储备功能减退的早期，雌激素水平并非逐渐下降，只是在卵泡完全停止生长和发育后，雌激素水平才迅速下降。但妇女循环中仍有低水平雌激素，主要来自肾上腺皮质和卵巢产生的雄烯二酮经周围组织中芳香化酶转化的雌酮。

目前尚无统一的 DOR 诊断标准，主要通过临床表现和实验室检查相结合来诊断。

临床症状：常伴有经量减少，月经稀发甚至闭经、不孕等。

实验室检查：①性激素：10IU/L＜基础 FSH＜40IU/L，和或伴有 E_2>294pmol/L；②阴道 B 超：早卵泡期卵巢体积≤ 3cm，或窦状卵泡数＜4个；③盆腔彩超：基础卵巢动脉血流搏动指数＜0.65，阻力指数＜0.50 或收缩期峰值与舒张期低值比值＜2.00 时，卵巢储备功能较好。若与此不符，则卵巢储备功能下降。

（蔡平平）

第三节　卵巢储备功能的检测方法

卵巢储备功能是指卵巢皮质中所含的卵子数量和质量，反映了女性的生殖潜能。卵巢卵泡池中卵子数目减少或是质量下降，提示卵巢储备功能减退，意味着女性生育能力下降，故卵巢储备功能与不孕不育诊治关系密切。

一、卵巢储备功能影响因素与评估

卵巢储备功能减退受多种因素影响，如年龄、卵巢手术、盆腔放疗或化疗、吸烟、感染、卵巢血供下降以及基因、免疫系统异常等，进一步发展可致卵巢功能衰竭。特别是目前妇科恶性肿瘤发病率的不断增高，不管是手术治疗，还是术后辅助放化疗都或多或少对保留的卵巢功能有不良影响，故美国妇产科医师协会（ACOG）提出应有意识地对此类人群进行卵巢功能减退的评估，以降低风险。同时对于体外受精与胚胎移植（IVF–ET）的辅助生殖技术，控制性超排卵（COH）获得多个成熟的卵子是其治疗成功的关键，而COH的效果又取决于卵巢的反应性，卵巢的反应性又主要由卵母细胞的数量和质量，即卵巢储备功能来决定，故正确评估卵巢储备功能有利于提高体外受精与IVF–ET的成功率。

ACOG认为，卵巢储备功能检测的主要目的是评估女性卵巢功能减退的风险，同时可借此对有生育要求的女性制定个体化治疗方案，可提高妊娠率。建议以下几类人群行卵巢储备功能检测：①35岁以上未避孕6个月仍未受孕的女性（排除输卵管粘连、宫腔粘连等非卵巢因素）；②行卵巢保留手术、术后进行放化疗的妇科肿瘤患者。

ACOG还提出，虽然临床上上述女性其自然受孕的概率已然很小，但到目前为止还没有任何一项测试可以完全否定自然受孕可能性，故仍应建议有生育要求的此类女性尽早尝试自然受孕。

女性在胚胎时期初级卵母细胞数目达到高峰，双侧卵巢含600万～700

万，胎儿期的卵泡不断闭锁，至出生时仅存200万个，而到青春期时只剩下30万～50万个，而每次排卵前都会有一定数量的卵泡逐渐退化闭锁，因此女性的一生中一般只有400～500个卵泡可以发育成熟并排卵。女性的卵泡数量会随着年龄的增长而逐渐减少，残存的卵泡质量也会逐渐衰退，中国女性的平均绝经年龄约为49周岁，至此将不再出现排卵现象。因此，“年龄”是卵巢功能最好的预测指标。

同时卵巢功能因人而异，并且已经出现卵巢功能减退的女性仍可以保持正常的月经周期，所以我们对卵巢储备功能进行检测评估，可间接地预测受孕的可能性。

ACOG委员会提出以下三种作为卵巢储备功能测试最合适的方式，但同时也提出这类测试的阴性结果并不否定女性受孕的可能性。

1. 一般情况下，基础卵泡刺激素（FSH）水平常用于评估卵巢储备功能，当其较同时期的正常值增高时通常表示卵巢功能减退。所以可在女性月经第2～3天检测FSH以及雌二醇（E_2）水平。

2. 血清抗苗勒管激素（anti-Mullerian hormone，AMH）的水平会随着年龄递增而下降。检测AMH水平，尤其是对采取如体外受精人工辅助生殖技术的女性以及卵巢储备功能下降风险较高的女性来说，是一项比较有用的评估方法。

3. 女性排卵期排出的卵泡是窦状卵泡被募集后的优势卵泡，可将窦状卵泡视为最终排卵前的“候选人员”，因此也可以通过检测窦状卵泡的数量来指导促排卵治疗。

结合两种或三种以上的检测方法，目前认为并不能提高预测结果的准确度。ACOG委员会认为监测窦状卵泡数量是对预测促排卵结果最有意义的方法。但值得注意的是：检测结果并不是绝对的，以上所有的检测均提示，卵巢储备功能低下的女性仍可以尝试自然受孕。

二、卵巢储备功能检测

目前在临床上应用的评估卵巢储备的主要指标有年龄、基础FSH、

FSH/黄体生成素（LH）、基础抑制素 β（INH-β）、基础 AMH、基础 E_2、氯米芬激发试验（CCCT）、FSH 卵巢储备试验（EFORT）、促性腺激素释放激素激动剂（GnRH-a）激发试验（GAST）、基础窦卵泡数、卵巢体积和卵巢间基质动脉血流等。

（一）年龄

生育期妇女的生物年龄是临床上预测卵巢储备功能应用最广泛、最简单的一个独立指标。人类的生育能力与年龄呈反比，尤其是 35 岁以上的高龄妇女生育能力下降更加明显，原因在于卵巢储备功能的降低。35 岁以后，卵泡的数量急剧下降，易出现卵子细胞核异常（包括纺锤体异常和非整倍体异常），并且颗粒细胞的增殖率下降而凋亡率升高，黄素化颗粒细胞产生的激素水平也急剧下降。35 ～ 37 岁之间卵泡闭锁明显加速，40 岁以上被公认为是卵巢低反应的高危因素。高龄妇女在进行 IVF 治疗时，由于卵巢反应性降低，使用 Gn 剂量增加，获卵数减少，卵子质量下降，胚胎着床率降低，临床妊娠率减少，流产率增加，分娩率下降。即使获取的卵母细胞数量没有降低，但是妊娠率仍然低下，由此表明卵母细胞数量并不能弥补卵母细胞质量的下降。但由于个体差异及多囊卵巢的影响，相同年龄女性可能表现为不同卵巢储备，多囊卵巢综合征的患者卵巢储备功能减退的速度较同龄女性缓慢。

研究发现，年龄与卵巢反应性密切相关，随年龄增加，FSH 用量增加，刺激天数延长，卵巢低反应的比例增加，但年龄与受精率和 IVF 结局无关。对于相同量的 COH 药物，卵巢的反应能力随着年龄的增加而逐渐减弱，且这种趋势在 35 岁以后尤为显著，说明存在“隐匿性卵巢功能衰竭”的可能。相反，年龄小的患者卵巢敏感，在高反应型者中，年龄 <30 岁的占 1/4。因此，不孕症者以 30 ～ 34 岁间行 COH 为最佳。

但是单纯用年龄因素评价卵巢储备能力具有很大的局限性。因为有的妇女从近 30 岁时即已开始不能生育，而有的妇女到 50 余岁时仍能妊娠，所以需要结合其他指标进行更确切的评价。

（二）基础 FSH

月经周期第 2 ～ 3 天的 FSH 值称为基础 FSH 值（basal FSH，bFSH）。基础 FSH 水平升高提示卵巢储备功能下降。FSH 水平≤ 10IU/L 为正常，可能为卵巢正常反应；FSH > 10 ～ 15IU/L，预示卵巢低反应；FSH > 20IU/L，为卵巢早衰隐匿期，预示着 1 年后可能闭经。基础 FSH 检查简单易行，但是单用基础 FSH 不能准确地预测卵巢低反应，除非用较高的阈值（20 ～ 25IU/L）。基础 FSH 水平升高对年轻健康和月经规律妇女的预测价值相当有限。小于 35 岁的年轻妇女基础 FSH 升高预示卵巢储备下降、卵巢反应性降低，而非卵子的质量问题，但是周期妊娠率和累计妊娠率降低，可能伴流产率增加。基础 FSH 随年龄的增长而升高。基础 FSH 水平和诱发排卵及体外受精的成功率有密切关系。当 FSH > 8.78IU/L 时获卵数最低，而受精率和优质胚胎率最高。当卵巢储备下降及对促性腺激素反应减退，同时 INH-β 下降时，垂体激素代偿性的分泌量增加使 FSH 值上升。有数据表明，在一些妇女中即使是轻微的 FSH 值升高也预示着即将在 5 年内绝经。

近年来，基础激素水平即第 2 ～ 4 天的 FSH、LH、E_2 水平，与卵巢反应性的妊娠结局的关系越来越引起人们的重视，其中较为肯定的是基础 FSH 水平与卵巢反应性及妊娠结局的关系。高 FSH 水平者卵巢反应性差（34.8%）的发生率明显高于正常 FSH 水平者（14.0%），优势卵泡数目少于正常 FSH 者，周期妊娠率（4.3%）明显低于正常 FSH 者（25.6%）。Scott 等对 758 个体外受精周期做了回顾性研究，当 FSH 升高时妊娠率明显下降。FSH < 15IU/L 时，其妊娠成功率约 24%；FSH15 ～ 24.9IU/L 时，妊娠率约 13%；FSH > 25IU/L 时，妊娠率仅为 5%。值得提出的是，这几组中年龄并无差异（平均 35 岁左右）。

妇女的基础 FSH 水平在不同的月经周期可能有所波动。基础 FSH 值正常的患者中，其周期间差别较小，平均为 2.6±0.2IU/L；而基础 FSH 值较高的患者其变化幅度较大，在 4 ～ 25IU/L 之间，平均为 7.4±0.9IU/L。因此，FSH 基础值变化较大的患者提示其卵巢储备能力低下。

（三）基础 FSH/LH

月经周期第 2 ～ 3 天的 FSH/LH 比值可以作为评估卵巢储备的指标，并与 IVF 前月经周期的长度和卵巢对 FSH 刺激的敏感性有关。生育年龄妇女的 FSH/LH 比值升高是因为基础 FSH 提前升高而 LH 相对正常所致；部分妇女基础 FSH 值仍在正常范围内时，FSH/LH 比值的升高主要是由基础 LH 水平降低所致。

FSH/LH 是反映卵巢年龄的标志，是卵巢年龄开始老化的预警指标，但也有部分患者是亚临床型功能性性腺功能减退。FSH/LH 比值是卵巢对 Gn 反应性的标志，若 FSH/LH 比值 > 2 ～ 3.6，即使基础 FSH 水平正常，但 LH 相对降低也预示卵巢储备降低，促排卵时卵巢低反应。

基础 FSH/LH 比值较基础 FSH、基础 E_2 值更能敏感地反映了卵巢储备功能。若患者的基础 FSH、LH 和 E_2 值正常，基础 FSH/LH 比值升高，提示可能为卵巢功能减退。LH 水平降低可能影响卵巢对 Gn 的反应性，在超排卵中需要增加 Gn 剂量，或可能需要添加 LH。

（四）基础雌二醇

月经周期第 2 ～ 3 天的 E_2 值称为基础 E_2 值。E_2 是由两种卵巢细胞（颗粒细胞和卵泡膜细胞）产生的，因此把 E_2 作为反映卵巢储备功能的标志。基础 E_2 水平升高提示卵巢储备功能下降。基础 E_2 水平升高可能是基础 FSH 升高前卵巢储备功能降低的表现，其升高早于基础 FSH 水平的升高。若基础 FSH 正常、E_2 升高者，是介于卵巢功能正常和衰竭之间的中间阶段，即卵巢衰竭隐匿期。这是因为卵巢功能降低时，FSH 逐渐升高，在一定程度上 FSH 刺激卵巢基质和颗粒细胞产生较多的 E_2，E_2 负反馈作用于垂体又使 FSH 分泌降低，出现了 FSH 正常而 E_2 升高，随着年龄及卵巢功能衰竭，就会出现高 FSH、LH，低 E_2 状态。

在对卵巢储备力的评价中，将第 3 天的 E_2 水平与年龄和基础 FSH 水平结合起来，能够更好地评价卵巢的储备能力。基础 FSH 水平正常，但 E_2 水平升高，促排卵失败率增加，妊娠率下降。因此第 3 天测血 E_2 和 FSH 水平比单一测定 FSH 或 E_2 水平预测准确率更高。E_2 水平对预计 IVF 周期的反应和结局有更有价值的补充意义。

无论年龄与 FSH 水平如何，当第 3 天 $E_2 > 80pg/mL$ 时，在促排卵的过程中，会因卵巢反应低或无反应而使周期取消率上升，临床妊娠率下降。

E_2 水平反映卵泡活性，在月经周期的早期处于较低水平（ $< 50pg/mL$ ），以后上升至排卵前达到最高峰。在月经早期出现高水平的 E_2 值提示了卵泡发育的不恰当或不同步，上一周期存留的卵泡可能会干扰下一个周期卵细胞的发育和产生对 Gn 的低反应力。这些低反应的不同步的卵泡会产生大量的 E_2 而通过负反馈抑制垂体 FSH，造成即使卵泡质量差而 FSH 值仍较低的假象。

（五）基础抑制素 β

月经周期第 2 ～ 3 天的抑制素 β（inhibin β，INH-β）值称为基础 INH-β 值。基础 INH-β < 45pg/mL 提示卵巢储备功能下降，尽管基础 FSH、E_2 水平正常，也可发生卵巢低反应。NHB 水平在 FSH、E_2 上升之前，已开始下降，因此认为，INH-β 是预测卵巢储备功能的敏感性指标。由于 INH-β 主要由卵泡期正在发育的卵泡簇分泌，因而 INH-β 较 FSH 更能直接反映卵巢的储备。

INH-β 是转化生长因子 β 超家族的成员，是分子量为 31000 ～ 32000 的异二聚体糖蛋白激素，包括抑制素 -α（INH-α）和 INH-β，均由生长的窦前和窦状卵泡的颗粒细胞产生。INHα 主要在黄体期分泌（由优势卵泡及黄体分泌），INH-β 则主要在卵泡期分泌（由中小窦状卵泡分泌），并可选择性地抑制 FSH 的分泌。INH-β 的主要生理作用是对垂体 FSH 的合成和分泌具有负反馈调节作用，并在卵巢局部调节卵泡膜细胞对 Gn 的反应。在 COH 周期 INH-β 受 Gn 的调控，故测定 INH-β 可对卵巢反应性做出及时评价，优于血清其他项目检查。INH-β 值在月经周期中上下波动，在早中卵泡期有一个分泌高峰，并且在 35 岁以上妇女中 INH-β 值明显升高。

INH-β 可作为卵巢储备功能的直接指标，而垂体分泌的 FSH 仅为间接指标。卵巢储备功能低下妇女基础 INH-β 浓度下降先于 FSH 升高，说明 INH-β 值比 FSH 值更为敏感，更能直接反映卵巢储备。INH-β 由小的窦状卵泡产生，基础卵巢内小窦状卵泡数量与基础 INH-β 值呈正相关，基础 FSH、体重指数与 INH-β 呈负相关，因此，INH-β 水平代表窦卵泡的数目，其预测卵巢反应的敏感性优于基础 FSH 水平。INH-β 水平下降说明窦卵泡数目减少，提示卵巢储备功能降低，生育能力下降。

Seifer 等研究了 178 个生育辅助技术（ART）周期的 INH-β 值，将 45pg/mL 作为界限，结果表明，虽然两组的年龄及基础 FSH 值和 E_2 水平相当，但是基础 INH-β 值 < 45pg/mL 组对 COH 的反应差，妊娠率仅为 7%，周期取消率和流产率均明显高于 INH-β 值 >45pg/mL 组，且后者的妊娠率为 26%。因此得出结论，INH-β 值比基础 FSH 值和 E_2 水平更能灵敏地反映卵巢的储备力，若将其与 FSH 和 E_2 综合判断则更有价值。

国内研究报道：注射 FSH 后 1 天、5 天患者血清 INH-β、E_2 水平与卵巢反应性呈显著正相关关系。提示 rFSH 刺激后早期血 INH-β、E_2 水平可较为准确地预测卵巢反应性。INH-β、E_2 水平越低，所需的 rFSH 总用量越多，rFSH 刺激天数越长。INH-β 比 E_2 更能敏感反映卵巢对 rFSH 的反应。注射 rFSH 后早期血清 INH-β、E_2 低水平，可预测卵巢的低反应性；反之可预测发生卵巢过度刺激综合征（OHSS）。根据 INH-β、E_2 水平异常降低或增高，及时调整 GnRH-a 及 rFSH 的剂量，可能将改善卵巢的反应性，避免卵巢低反应或 OHSS 的发生。

（六）基础抗苗勒管激素

月经周期第 2 ～ 3 天的 AMH 值称为基础 AMH 值。AMH 是转化生长因子 β（TGF-β）超家族成员。AMH 是由睾丸未成熟的 Sertoli 细胞及卵巢窦前卵泡和小窦卵泡的颗粒细胞分泌。AMH 是卵泡生长发育的调节因子，AMH 参与生理性卵泡形成过程中的两次重要募集：始基卵泡募集和优势卵泡募集。AMH 通过旁分泌抑制卵泡从始基卵泡池进入生长卵泡池，从而调控始基卵泡的募集。AMH 在始基卵泡向生长卵泡的转换期和早窦卵泡期通过 AMH 受体直接或间接影响卵泡的发育过程，可抑制卵泡的生长，防止卵泡过快过早消耗，保存卵巢的储备功能。过高的 AMH 对卵泡的生长和发育有抑制作用，缺乏 AMH 的卵泡对 FSH 更敏感。AMH 水平在 PCOS 患者呈 2 ～ 3 倍增加，而其 2 ～ 5mm 卵泡的数目也增加 2 ～ 3 倍。随着卵泡逐渐增大，AMH 生成逐渐减少至消失，> 9mm 的卵泡几乎无 AMH 表达。AMH 随年龄增加而下降，至绝经前和绝经期检测不出，是预测卵巢储备的标志物。

基础窦卵泡数目（basal antral follicle count，bAFC）代表卵巢中卵泡的数量，年龄代表其中卵子的质量，AMH 对于数量和质量都有体现，反映了卵泡池中在外源性 FSH 刺激下可生长卵泡的规模。在卵巢储备下降的一系列事件中，AMH 的改变相对而言是最早的。对于有正常排卵性月经的女性而言，AMH 比 FSH、AFC 和 INH-β 更能准确反映卵巢生殖功能的下降和预测即将到来的绝经过渡期。基础 AMH ≤ 1.26μg/L 用于预测卵巢储备能力降低的敏感性可达 97%，高度提示卵巢储备降低，但需用 AFC 进一步证实。接受 IVF/ICSI 治疗的患者血清及卵泡液中 AMH 水平越高则受精率越高。因此，AMH 可能成为预测受精率的指标。AMH 预测妊娠结局的作用明显优于 FSH。预测卵巢低反应时 AMH 与 AFC 的作用无显著差别，预测卵巢过度刺激综合征（OHSS）优于年龄和 BMI。发生 OHSS 患者的基础 AMH 较正常人高 6 倍，提示 AMH 可能提前预测 OHSS。

AMH 水平不受垂体 Gn 的影响，在整个月经周期中数值变化不大，保持较恒定的水平，在妊娠和口服避孕药物等时也保持恒定，故 AMH 是唯一既能在卵泡期又能在黄体期进行测定的卵巢储备标志物。

血清 AMH 与早卵泡期 FSH、INH-β 和 E_2 相比，AMH 可更早期、更准确地预测妇女卵巢储备的变化，在监测卵巢储备力、预测 IVF 成功率及预防 OHSS 并发症等方面具有其他指标不可比拟的优势，从而在指导临床诊断和治疗中起重要作用。

（七）氯米芬激发试验

氯米芬激发试验（clomiphene citrate challenge test，CCCT）方法为：月经第 3 天测基础 FSH 值，月经第 5 ～ 9 天每天口服氯米酚（CC）100mg，第 10 天再测 FSH 值。结果判断：

1. 卵巢储备功能差的患者第 3 天 FSH 可能在正常范围，但第 10 天 FSH

> 10IU/L 或服药前后 FSH 值之和 > 26IU/L，E_2 轻度上升，此为 CCCT 异常，预示卵巢储备功能下降和卵巢低反应。

2. 卵巢储备功能好的妇女，FSH 水平会轻度上升或维持原水平，E_2 成倍上升。

该方法的机制可能是 CC 的抗雌激素作用可减弱雌激素对下丘脑的反馈抑制，促使垂体 FSH 分泌增加，FSH 水平上升。但在卵巢储备功能和卵巢反应性良好的患者，其生长发育中的卵泡所产生的 E_2 和 INH-β 足以对抗 CC 激发的 FSH 水平过度上升。

Scott 等在普通不孕人群中运用 CCCT 研究了 236 例患者，有 23 例（10%）异常。< 30 岁异常率为 3%、30 ～ 34 岁为 7%、35 ～ 39 岁为 10%，>40 岁为 26%。23 例仅 7 例月经第 3 天 FSH 值升高，进一步提示 CCCT 较 bFSH 更为敏感。

CCCT 简单、经济，预测卵巢的低反应性准确率较高，预测卵巢高反应的价值不如卵巢低反应，优于基础生殖内分泌激素指标和卵巢体积、MOD 等测量指标，尤其适用于相关的预测结果令人困惑、需进一步评估的情况。CCCT 作为预测卵巢储备功能的方法之一，较 bFSH 更敏感，但仍有一定的局限性，尤其对目前广泛开展的 ART 中，CCCT 不能单独预测 IVF 的结局，但 CCCT 能用于普通的不育人群。CCCT 较之年龄有更好的预测价值，但有时两者结合考虑仍是必须的。除年龄是影响卵巢储备功能外，有卵巢、输卵管手术史、多次促排卵史也是影响卵巢储备功能的因素。年龄≥ 35 或 < 35 岁既往有卵巢、输卵管手术史、多次促排卵史（尤其是超促排卵史），bFSH 增高的不孕妇女，CCCT 可作为常规了解卵巢储备功能的一项检测方法。>40 岁的人群中，CCCT 诊断价值不大，说明除卵巢本身以外，还有一些随着年龄增长而改变的其他生殖系统方面的问题。对 CCCT 异常的不孕症患者，应根据不孕的病因积极处理，适当进行 ART 治疗。

（八）GAST（GnRH-a 激发试验）

GnRH-a 对垂体的刺激作用是天然 GnRH 的 50 ～ 300 倍，在用药初期由于 GnRH-a 与垂体的 GnRH 受体结合后，可迅速而短暂地刺激垂体促性腺细胞释放大量的 Gn，即 GnRH–a 的初始“激发效应”（flare–up）。在卵巢储备功能正常的情况下，当 FSH、LH 一过性增高，将刺激一批卵泡发育，血清中 E_2 水平随之升高，因此 GnRH–a 刺激试验可用于预测卵巢储备功能。利用 GnRH–a 的 flare–up 作用检测卵巢储备功能，故命名 GAST。

方法：在月经周期第 2 或 3 天皮下注射超生理剂量的短效 GnRH–a 制剂 100 ～ 150μg，在注射 GnRH–a 前、后 24 小时测定血清 FSH、E_2 水平。注射 GnRH–a24 小时后 E_2 较注射前增加 1 倍，考虑为卵巢储备功能正常。注射 GnRH–a 后 24 小时 E_2 升高≤ 1801pmol/mL 或增幅 < 1 倍，FSH > 10IU/L 或给药前后 FSH 水平之和 > 26IU/L，为 GAST 异常，预示卵巢储备功能下降和卵巢低反应。

该方法的特点在于它是定量的，E_2 峰值水平的高低和成熟卵泡数量、可利用的胚胎的数量成正比，而其余评价卵巢储备功能的方法均是定性的（正常或异常）。但 GAST 对卵巢储备的预测并不优于 AFC、基础 FSH 及 INH–β。

研究发现有较大幅度且迅速的 E_2 升高者预示着有良好的治疗结果。GAST 的 E_2 变化一般有 4 种模式：①A 型：E_2 迅速地上升，然后第 4 天下降；②B 型：E_2 延迟上升，第 6 天下降；③C 型：E_2 迅速而持续地上升；④D 型：E_2 对 GnRH–a 无反应。临床上以 A 型最多见。临床的妊娠率在这 4 组中截然不同，它们分别为 46%，38%，16% 和 6%。A、C 型反应提示卵巢高反应，要警惕 OHSS 的发生。B 型反应正常；D 型提示卵巢低反应。

E_2 的最大值反映了卵泡的数量和成熟度，GnRH–a 激发试验较之 bFSH 或年龄更能较好地反映出可利用的成熟卵子数量和可用来种植胚胎的数量。对拟行 IVF 的患者可以施行 GAST，根据早卵泡期 E_2 的反应性，选择控制性超排卵方案。GAST 检查耗时、价格昂贵，仅局限于接受生育辅助治疗的患者做卵巢储备功能检测，尚不能用于预测普通不孕人群的生育潜能。

（九）超声检查

1. 卵巢体积

基础状态（月经第 2 ～ 3 天）的卵巢体积是指在促排卵开始前的卵巢

体积。卵巢体积的计算方法是经阴道三维超声测量卵巢 3 个平面的最大直径 D1、D2、D3，体积 $V = D1 \times D2 \times D3 \times \pi/6$。

生育力和卵巢体积大小有关。卵巢体积能够反映卵巢年龄，在 FSH 上升之前即有变化，随年龄增长卵巢功能衰退而逐渐萎缩，一定程度上反映卵巢储备功能。超声检查不仅可了解卵巢体积，亦可观察卵泡数量和大小，能较直观地了解性腺的状态和活性。基础状态下卵巢体积小与卵巢储备的原始卵泡减少、卵泡生长的数目少有关，但并不与卵子的质量相关。卵巢体积≤ 3cm 提示在 IVF 周期中卵泡发育数、获卵数较少，周期取消率增加。

卵巢随着年龄的增长而发生退化，而这种退化程度可以通过 B 超被测量；另外，未治疗前的卵巢体积大小和能达到有效排卵所需要的 Gn 的量之间有很大的关联。B 超检测卵巢大小还可预测 OHSS 的可能性。临床上还可根据不同卵泡直径进行分级，而不同直径的卵泡产生的 E_2 也不同，这在不孕症的治疗上有一定的参考作用。

应用卵巢最大平面的平均 MOD 替代卵巢体积的测量，在 IVF 治疗周期中计算更方便有效。MOD 系任一侧卵巢两个相互垂直平面最大径线的均值。以 20mm 作为 MOD 的界值，小于该值的患者 IVF 治疗结局较差。MOD 与卵巢体积的相关性高达 90%，普通超声即可测量，简单实用，有一定的指导和预测意义。

卵巢体积比 bFSH、E_2 水平对卵巢储备功能的预测价值更有意义。尽管 bFSH、E_2 水平正常，如果有卵巢体积的减少，则卵巢储备力已下降，卵巢体积 $< 3cm^3$ 与卵巢体积 $> 3cm^3$ 者相比，其获卵个数及促排卵失败率有明显差异。

卵巢体积测量在不育年轻妇女及生育末期妇女中变异大，临床上不能以卵巢体积单独预测卵巢储备功能。

2. 基础窦卵泡数目

人类生育力和卵巢中的卵泡数有关，在 18 ～ 31 岁期间卵泡数最佳，31 ～ 37 岁卵泡数下降，37 ～ 45 岁卵泡数急剧下降，至 51 岁时卵泡数几乎等于零。在 25 ～ 45 岁有大量卵泡丧失，25 岁时每年卵泡减少率为

4% ～ 8%，而 37 岁时就可上升至 12%。这就是著名的 Faddy 曲线。

bAFC 系早卵泡期阴道超声下检测到的直径 2 ～ 9mm 的窦卵泡数目。AFC 预测卵巢储备降低的标准尚存争议。AFC ≤ 5 个，为卵巢储备功能不良，卵巢反应低下的发生率升高，周期取消率显著上升，妊娠率下降。AFC 6 ～ 10 个时预示卵巢反应正常；AFC > 15 个时，预示卵巢高反应，OHSS 的发生率较高。

bAFC 可作为一个独立性预测因子，与其他预测卵巢储备功能的指标相比，AFC 是预测卵巢低反应性的最好指标。早卵泡期 AFC 与获卵率、HCG 日 E_2 水平呈正相关，而与患者年龄、基础 FSH 水平、FSH/LH 值、Gn 用量呈负相关。AFC 对卵巢低反应的预测优于 FSH。对于基础 FSH 正常的患者，AFC 是一项良好的预测卵巢反应性及 IVF 结局的指标，在进行 COH 前早卵泡期通过超声检测窦卵泡数能帮助预测卵巢储备功能。

仅用 AFC 对预测是否妊娠的效力很差，因为 AFC 决定卵子的数量，而是否妊娠则取决于卵子的数量和质量。获卵数少的患者周期妊娠率较获卵数多者低，因后者大多有更多的优质胚胎可选用。

bAFC 指标成本低、重复性好、无创伤、易接受，作为单个预测卵巢储备和卵巢反应性的指标，是目前最为敏感、特异性最高的预测手段。AFC 预测卵巢反应准确性较高，周期间差异较小，与年龄并列是卵巢储备和卵巢反应性预测的首选指标。相应预测价值优于卵巢体积、血流、基础 FSH、E_2 和 INH-β，可与基础 AMH 相当；优于或至少等同于复杂、昂贵而耗时的卵巢刺激试验。

3. 卵巢动脉血流

卵巢动脉血流可作为反映卵巢储备功能的指标。在 IVF-ET 周期中监测卵巢血流，可在用药前预测卵巢反应性及卵泡成熟度，选择高质量胚胎进行移植，从而提高 ART 的妊娠率，也可预测卵巢对促排卵的反应情况。采用彩色多普勒监测基础状态下卵巢间质动脉血流指标，血流速度峰值（PSV）、阻力指数（RI）、搏动指数（PI）以及收缩期 / 舒张期流速比值（S/D）等。

如RI、PI、PSV、S/D低，说明血管阻力低，卵巢和子宫血流灌注好，卵巢储备功能较好。S/D、RI、PI高，反映卵巢和子宫血流阻力高，灌注差，存在供血障碍，卵泡缺血缺氧，可使卵泡的发育、激素分泌受到影响，导致IVF周期不仅获卵数减少，进而使卵母细胞、胚胎质量和着床率、妊娠率下降。

目前，卵巢动脉血流与卵巢反应性的研究不多，尚不能用于临床上卵巢储备功能测定。

（蔡平平）

第二章　卵巢早衰的相关中医药文献研究

古代典籍文献中尚无“卵巢”这一解剖名词，卵巢的功能和疾病在清代以前的医学文献中统归于“胞宫”“胞脉”的范畴。“早衰”这一记载首见于《内经》。“卵巢早衰”在历代文献中也没有专门列叙，统归于“经闭”“血枯”“年未老经水断”“经水不当绝而绝”“不孕”等范畴，通过梳理已有的文献记载，并根据中医妇科学的发展规律和对本病相关内容的认识，把卵巢早衰的历代文献大致分为五个阶段予以总结。

（一）先秦两汉时期

《内经》是我国现存最早的较为系统和完整的医学典籍，集中反映了古代的医学成就，创立了中医学的理论体系，奠定了医学发展的基础，下面罗列出《素问》和《灵枢》中与卵巢早衰相关的经文：

《素问·阴阳应象大论篇第五》曰：“帝曰：调此二者奈何？岐伯曰：能知七损八益，则二者可调，不知用此，则早衰之节也。年四十而阴气自半也，起居衰矣。年五十，体重，耳目不聪明矣。年六十，阴痿，气大衰，九窍不利，下虚上实，涕泣俱出矣。故曰：知之则强，不知则老，故同出而名异耳。”这应该是“早衰”概念的先声，并明确提出“年四十”是早衰的时间界限。“二者”指阴阳，王冰注释为“血气精气”；“调”指“顺天癸性而治身之血气精气”；“七损八益”统指男女生长发育衰老的过程和盛衰变化的周期，张介宾注释为“损即消，益即长，阳不宜消，阴不宜长，反之，即早衰之由”；“阴气自半”则是指肾气精气，四十之时，升阳之气与降阴之气各半，阳胜阴则强，阴胜阳则衰，阴阳各半，衰兆已现。

《素问·上古天真论篇第一》论述人体生长壮老已正常规律的经文：“五七，阳明脉衰，面始焦，发始堕；六七，三阳脉衰于上，面皆焦，发始白；七七，任脉虚，太冲脉衰少，天癸竭，地道不通，故形坏而无子也。”

由此可知《内经》对于女性绝经的生理年龄定为49岁，与现代妇产科学的绝经期概念一致，而早于40岁的长期闭经就属于“早衰”范畴。

《灵枢·天年》论述五脏衰老时指出：“人生十岁，五脏始定……年四十荣华颓落，发颇斑白，平盛不摇，故好坐；五十岁，肝气始衰，肝叶始薄，胆汁始灭，目始不明；六十岁，心气始衰，善忧悲，血气懈堕，故好卧；七十岁，脾气虚，皮肤枯；八十岁，肺气虚，魄离，故言善误；九十岁，肾气焦，四脏经脉空虚；百岁，五脏皆虚，神气皆去，形骸独居而终矣。黄帝曰：其不能终寿而死者，何也？岐伯曰：其五脏皆不坚……故中寿而尽也。”文中论述从40岁起衰老便已开始，但表现形式不一，并有轻重缓急的不同程度，论及脏腑则从50岁开始，首先出现五脏之一的肝的衰弱表现，随后按五行相生的顺序，逐一出现衰弱的临床表现，致90岁肾气焦、经脉空虚，乃至五脏皆虚，精神气力衰弱疲惫，维持基本的生命活动，直至生命终止。

由此可见《内经》即已阐明衰老的生理特点和早衰的病理演变过程。与《素问·四气调神大论篇第二》的经文互参：“是故圣人不治已病治未病，不治已乱治未乱，此之谓也。”《内经》强调的宗旨是预防疾病，延年益寿。因此探索延缓衰老，养生保健，享有“动作不衰，尽终天年”，是人类千年未泯的课题。

“早衰”从广义上讲是包括男女的全身性的提前衰老即未老先衰，狭义“早衰”我们可以理解为对女性来说是生殖器官的衰老即卵巢早衰，而且两千多年前“年四十”这个“早衰”年龄的明确界定，与现代卵巢早衰的年龄范围的确定相合，而“四乌鲗骨一藘茹丸”即为治疗月经失调、闭经的妇科第一首方药，卵巢早衰患者由于体内低雌激素水平而出现一系列围绝经期症状，如潮热、多汗、烦躁失眠、阴道干涩、性交困难、骨质疏松等，给病人带来程度不同的痛苦，甚至严重影响妇女的生活质量和身心健康。而远期发生的老年性疾病如心血管疾病、骨质疏松症，阿尔兹海默病等均可威胁绝经后女性健康，而现代妇产科学认为应用雌激素或人工周期等治疗后，可以降低女性罹患上述疾病的风险。

《素问·阴阳别论篇第七》曰："二阳之病，发心脾，有不得隐曲，女子不月；其传为风消，其传为息贲者，死不治。"该条经文阐述了闭经的病因病机是情欲伤心、劳倦伤脾，皆病及于胃，以至水谷精微衰少，无以化生精血，血枯经闭。这一病机特点同样符合卵巢早衰的脏腑病机特点。

《素问·评热病论篇第三十三》曰："月事不来者，胞脉闭也。胞脉者，属心而络于胞中。今气上迫肺，则心气不能下通，而月事不来。"本条经文指出了"风水证"导致"经闭不行"的病机，妇女月经不来，是因为水气阻滞，胞脉闭塞，胞脉属于心而络于胞中，现水气上迫于肺，使心气不得下通，所以胞脉闭而月经不行，张景岳《类经》第三十一注："胞即子宫，相火之所在也，心主血脉，君火之所居也，阳气上下交通，胞脉属心而络于胞中以通月事。今气上迫肺，则阴邪遏绝阳道，心气不得下行，故胞脉闭而月事断矣。"其实为脾胃肺肾四脏相移的"风水"，累及胞脉，导致月经闭塞不通，相当于内科的肾病综合征等病导致的妇科疾病如闭经、卵巢早衰等。

《素问·腹中论篇第四十》曰："帝曰：有病胸胁支满者，妨于食，病至则先闻腥臊臭，出清液，先唾血，四肢清，目眩，时时前后血，病名为何？何以得之？岐伯曰：病名血枯，此得之年少时，有所大脱血，或醉入房，中气竭，肝伤，故月事衰少不来也。帝曰：复以何术？治之奈何？岐伯曰：以四乌贼骨一藘茹丸，二物并和之，丸以雀卵，大如小豆，以五丸为后饭，饮以鲍鱼汁，利肠中及肝伤也。"本段经文陈述了血枯经闭的病因、症状及用四乌贼骨一藘茹丸治疗的方法，并列出妇科的第一首方剂四乌贼骨一藘茹丸，该方被认为是通涩兼用、补肾活血、通补奇经的祖方，为后世奠定了理论基础和治疗原则，历代医家又在此基础上不断丰富发展。

以上梳理了《内经》中关于卵巢早衰的相关论述，可以看出这一病名虽未明确列出，但理法方药论述却已详备，由此奠定了理论基础和治疗方法，后世医家在此基础上不断完善补充。张仲景在《金匮要略》中关于闭经的阐述，已上升到妇科疾病治疗提高的新阶段。

《金匮要略·妇人杂病脉证并治二十二》曰："妇人之病，因虚、积冷、结气，为诸经水断绝，至有历年，血寒积结，胞门寒伤，经络凝坚……久则羸瘦，脉虚多寒；三十六病，千变万端；审脉阴阳，虚实紧弦，行其针药，治危得安；其虽同病，脉各异源；子当辨记，勿谓不然。”该条经文不仅概括了包括“经水断绝”在内的妇科诸证的虚实内外之因，而且提出了阴阳虚实辨证治疗原则，其后即详述温经汤方。可谓方随法出，是较为完整的病证条文。《金匮要略心典》注曰：“此言妇人之病其因约有三端：曰虚，曰冷，曰结气。盖血脉贵充悦，而地道喜温和，生气条达也。否则血寒经绝，胞门闭而经络阻矣。”清代《医宗金鉴》对此进一步解释：“此条为妇人诸病总纲。其病之所以异于男子者，以其有月经也。其月经致病之根源，则多因虚损、积冷、结气也，三者一有所感，皆能使经水断绝。至有历年，寒积胞门，以致血凝气结而不行者。先哲云：女子以经调为无病；若经不调则变病百出矣。”

《金匮要略·妇人杂病脉证并治二十二》曰：“温经汤方：吴茱萸三两，当归二两，川芎二两，芍药、人参、桂枝、阿胶、生姜、牡丹皮（去心）、甘草各二两，半夏半升，麦门冬一升（去心）。上十二味，以水一斗，煮取三升，分温三服。亦主妇人少腹寒，久不受胎；兼取崩中去血，或月经来过多及至期不来。”前人将本方誉为妇科调经之祖方，称之为“大温经汤”，而有别于《妇人大全良方》之“小温经汤”。以“吴中医学甲天下”著称的“孟河四大家”之一丁甘仁有运用大温经汤治疗阳明虚寒，冲任亏损闭经的医案一则，见于《丁甘仁医案·调经》：“有翁女，经停九月，胃纳不旺，经旨月事不以时者，责之冲任。冲为血海，隶于阳明，阳明者胃也。饮食入胃，化生精血，营出中焦。阳明虚则不能化生精血，下注冲任。太冲不盛，经从何来？当从二阳发病主治，拟《金匮》温经汤加味。”当代医家钱伯煊在其《女科方萃》中详解温经汤：“其配伍严谨，虽有温经、活血、益气、养阴之功，却无燥、耗、壅、腻之弊，方中用药照顾到了妇女各方面的生理特点，因其配伍得当，性情温和，故可以连续投用，尤其适用于病程较长的患者。对于虚实寒热错杂的复杂病证，本方用之最为相宜。方中温、清、消、补各有专攻，但对于后天阳明，却是同心协力，温补胃气，滋养胃阴，以鼓舞气血生长，用之不失其治本之途。因方中药物，温、清、消、补，面面俱到，可缓和一些矛盾，而突出其主要矛盾，有利于进一步的诊治。对于以上情况，当用原方，可不做加减，切勿急于求功。”是为警示后学：治疗包括卵巢早衰在内的闭经这一类难治性疾病，要治得其法，缓图其效，不能急于求成，否则适得其反。

（二）隋唐时期

隋代巢元方编撰《诸病源候论》50卷，其中列妇人病8卷，对《金匮要略》36病，做了初步阐发，丰富了妇科学的内容，是当时研究妇科的理论专著。

《诸病源候论·卷三十七妇人杂病诸候》曰：“妇人月水不通者，由劳损血气，至令体虚受风冷。风冷邪气客于胞内，伤损冲任之脉，并手太阳少阴之经，致胞络内绝，血气不通故也。冲任之脉，起于胞内，为经脉之海。手太阳小肠之经也，手少阴心之经也，此二经为表里，主下为月水。风冷伤其经血，血性得温则宣流，得寒则涩闭，既为冷所结搏，血结在内，故令月水不通。又云肠中鸣，则月事不来，病本于胃。所以然者，风冷干于胃气，胃气虚不能分别水谷，使津液不生，血气不成故也。又云醉以入房，则内气竭绝，伤肝使月事衰少不来也。所以尔者，肝藏于血，劳伤过度，血气枯竭于内也。又先经唾血及下血，谓之晚血，使血枯，亦月事不来也。又利血，经水亦断，所以尔者，津液减耗故也。须利止，津液生，其经自下，诊其肾脉微涩，不下利者，是月水不来也……月事不来时，恐得之少时有所堕坠也。”本候论述月经不通的病源，或由于血枯肝郁，或由于脾胃有病，或素有血证，或由于下利津伤，或由于下焦阴阳虚损，以及堕坠损伤等，辨证治疗应重视肾虚、血少、气郁、瘀血、痰湿等病因，本文较为详细论述了闭经的病因病机和病理演变过程，血气耗伤，风冷邪气客于内，损伤冲任之脉，导致胞络内绝，瘀血内阻，经闭不行，血虚与血瘀为其病机。《诸病源候论》是第一部病因病机学专著，有论无方，其后唐代的《备急千金要方》《外台秘要方》论及病因多遵其说。

唐代孙思邈著有《备急千金要方》30卷，把妇产科列为卷首，较为全面地研究了妇科疾病特点，见解精辟。《备急千金要方·卷第四·妇人下·月水不通方第二》载有治疗妇人月水不通方剂26首，多用大黄、芒硝、柴胡、干姜、肉桂、川椒、葶苈子、黄芩、栀子、丹皮、芍药、牛膝、泽兰、桃仁、川芎、当归、地黄、人参、茯苓、附子、细辛、吴茱萸、水蛭、虻虫、蛴螬等，多以温经散寒，活血通经为组方原则。

唐代王焘的《外台秘要方》在妇科方面更有阐发，论述较《备急千金要方》更为详备，他在搜集当代诸家和《金匮要略》等遗而未载的方剂时，把妇科用方也汇编进去，因此一部分妇科方得以保留到现在。

《外台秘要方·第三十三卷·久无子方五首》收载有《广济》白薇丸方，《千金》金城太守白薇丸方，《千金翼》白薇丸，《经心录》茱萸丸等为治疗不孕无子方，多有调经治疗闭经的作用，所用药与《备急千金要方》相近。

（三）宋金元时期

《本草衍义》曰："夫人之生，以气血为本。人之病，未有不先伤其气血者。世有室女、童男，积想在心，思虑过当，多致劳损。男子则神色先散，女子则月水先闭，何以致然？忧愁思虑则伤心，心伤则血逆竭，血逆竭则神色先散而月水先闭也。"寇宗奭认为思虑耗伤心脾气血，是导致血竭经闭的原因。

《妇人大全良方》论及闭经时认为其源在于冲任、心与小肠，而归本于脏则着重肝脾，以肝藏血而脾统血，突出"妇人以血为基本"的精神，至于心脾、肝肾，又是妇人最易涉及的问题，五脏不能相互资生，生化之源告竭尤应注意，强调脾胃为后天之本，气血生化之源。其在书中室女经闭成劳方论第九中云："若经候微少，渐渐不通，手足骨肉烦疼，日渐羸瘦，渐生潮热，其脉微数，比由阴虚血弱，阳往乘之，少水不能灭盛火，火逼水涸，亡津液。当养血益阴，慎无以毒药通之，宜柏子仁圆、泽兰汤。"该条文与卵巢早衰的证候有相同之处，所列二方也为现代临床常用方，在血枯方论第十所列之方乌贼鱼骨圆即为四乌鲗骨一藘茹丸。

《陈素庵妇科补解》专列"经水不当绝而绝方论"，并提出："血虚者，大调经丸，血滞者，延胡索散。”在调经的方法中提出：“调经宜和气。妇人经水不调，多因气郁所致，治宜开郁行气，则血随气行，自不致阻塞作痛。当用香附、肉桂、木香、乌药，辛温行气以开之。”并进一步提出调经与通经不同论：经闭而断绝不来则宜通。滞久则闭，通则行其滞也。不和则有过，不及。调和，使之和，而无过不及也。然有虚有实，有寒有热，有湿痰，宜分别主治。同时指出：调经不宜过用寒凉药和大辛大热药。陈素庵在卷一调经门中条分缕析，分别论述了妇人经水不通属血瘀方论、经水不通属外邪风冷方论、经水不通属有痰滞方论、经水不通属七情郁结方论、经水不通属脾胃虚弱方论、经水不通属二阳之病方论、经水不通属血枯方论、经水不通属肾虚津竭方论；并逐条列出方药，特别在“经水不通属七情郁结方论”中补按：“病经闭而方中全用气药者何？病之本在气不在血。故用乌、香、广、附、苏子、柴、丹、栀子以清肝火；薄荷、川芎、当归辛温养血。气药多，则血药亦从而入气分，即此治谓也。”

《兰室秘藏·妇人门》曰：“经闭不行有三，妇人脾胃久虚，形体羸瘦，气血俱衰而致经水断绝不行。或病中消，胃热善食渐瘦，津液不生。夫经血枯者，血脉津液所化，津液即绝，为热所烁，肌肉消瘦，时见渴燥，血海枯渴，病名曰血枯经绝，宜泻胃之燥热，补益气血，经自行矣。或因劳心，心火上行，月事不来，胞脉闭也；胞脉属心而络胞中，令气上迫肺，心气不得下，故月事不来也。”李杲其说以土为万物之母，故独重脾胃，具有独创性的脾胃学说，为发展中医学做出了卓越的贡献，他提出的“内伤脾胃，百病由生”“脾胃是元气之本，元气是健康之本，脾胃伤则元气衰”的论点，为历代妇科名家所继承，影响深远。

《女科撮要·经闭不行》曰：“夫经水，阴血也。属冲任二脉主，上为乳汁，下为月水。其为患，有因脾胃虚不能生血而不行者。”“有因脾郁伤血，耗损而不行者。”“有因胃火消烁而不行者。”“有因劳伤心血，少而不行者。”“有因肾水亏不能生肝血而闭者。”“有因肺气虚不能行血而闭者。”薛己分析闭经之因亦多从脏腑气血入手，“血者水谷之精气也，和调于五脏，洒陈于六腑，妇人上为乳汁，下为月经”，所以治疗上重视脾胃与肾命，认为调治脾肾是治病的关键，善用八味、六味直补真阴真阳，以资化源，其治病多用古方，而出入加减，具有至理，多在一两味间见变化之巧，从此开温补一派，后世评价其治病在于务求本源。

《丹溪心法·妇人科》曰："有积痰下流于胞门，闭塞不行。"认为"痰之为物，随气升降，无处不到"，故治疗当分标本，并指出"治痰法，实脾土，燥脾湿是治其本"，"善治痰者，不治痰而治气"，以二陈汤为治痰基本方，在《太平惠民和剂局方》启宫丸的基础上发挥，制茂芝丸、植芝丸。

（四）明清时期

《万氏妇人科·调经章》曰："妇人女子经闭不行，其候有三，乃脾胃损伤，饮食减少，气耗血枯，而不行者。一则忧愁思虑，恼怒怨恨，气郁血滞而经不行者。一则躯脂痞塞，痰涎壅盛，血滞而经不行者。法当行气导痰，使经得行。斯谓之良工矣。"万密斋明确提出经闭不行从痰论治，创制了开郁二陈汤、苍莎导痰丸，丰富了治疗该病的理法方药，至今在临床仍有指导意义。

《医学正传·妇人科上》曰："妇人百病，皆自心生，如五志之火一起，则心火亦从而燔灼，经闭不通之证，先因心事不足，由是心血亏耗，故乏血而归肝，而出纳之用已竭。""况月经全借肾水施化，肾水既乏，则经血日以干涸，以致或先或后，淋漓无时。若不早治，渐而至于闭塞不通，甚则为癥瘕血膈劳极之证，不易治也。""大抵经闭不行，与夫经漏不止，其初皆由心事不足，以致月经不调，早不调治，直至危笃求医，虽妙手莫能为矣。"虞抟补充了该病的病因病机及预后，明确指出其严重性和难治性。

《景岳全书·妇人规》："血枯与血隔，本自不同。盖隔者，阻隔也；枯者，枯竭也。""枯竭者，因冲任之亏败，源断其流也。凡妇女病损，至旬月半载之后，则未有不闭经者……故或以羸弱，或以困倦，或以咳嗽，或以夜热，或以食饮减少，或以亡血，失血，及一切无胀、无阻、无隔，而经有久不至者，即无非血枯经闭之候。欲其不枯，无如养营；欲以通之，无如充之。但使血消，则春水自来，血盈则经脉自至，源泉滚滚，又孰有能阻之者？奈何今之为治者，不论有滞无滞，多兼开导之药，其有甚者，则专以桃仁、红花之类通利为事，岂知血滞者可通，血枯者不可通也。血既枯矣，而复通之者，则枯者愈枯，其与榨干汁者何异？为不知枯字之义耳，为害不小，无或蹈此弊也。上述条文不仅阐述了血枯之病为冲任衰败，源断其流，而且详述其临床表现，并指明用药原则以荣养充之为正治，不可妄用开导通利之药，与临床实际颇为合拍。当代医家罗元恺教授注释本条文说："闭经之病，虚寒者多，而实热者少。然即使有火，亦多属虚火。以肾水亏损，阴虚血弱，虚火内盛，则津液耗损，故经候由少而闭，致成羸瘦、潮热、脉数等候，故治法当以养血益阴，使源泉充足，才能水到渠成。不可妄用三棱、莪术、虻虫、水蛭、红花、大黄等峻烈之药以攻之，否则反而伤正。"同时张景岳在《类经附翼·求正录·真阴论》中又指出："欲知所以死生者，须察乎阳，察阳者，察其衰与不衰。欲知所以存亡者，须察乎阴，察阴者，察其坏与不坏。此保生之要法也。"这是以阴阳互根互用对衰夭机理的阐述。

《济阴纲目·经闭门·论经闭大法》引朱丹溪云："经不通，或因堕胎及多产伤血，或因患潮热销血，或因久发盗汗耗血，或因脾胃不和饮食少进而不生血，或因痢疾失血。治宜生血行血、除热调和之剂，随证用之。或因七情伤心，心气停结，故血闭而不行，宜调心气，通心经，使血生而经自行矣。"凡因伤血、耗血、失血或因情志所伤等都应生血行血，即为养血活血法以治经闭不行。

《傅青主女科·调经》明确列出"年未老经水断"：经云女子七七而天癸绝，有年未至七七而经水先断者，人以为血枯经闭也。谁知是心肝脾之气郁乎。使其血枯，安能久延于人世。医见其经水不行，妄谓之血枯耳。其实非血之枯，乃经之闭也。且经原非血也，乃天一之水，出自肾中，是至阴之精而有至阳之气，故其色赤红似血，而实非血，所以谓之天癸……古昔圣贤创乎经水之名者，原以水出于肾，乃癸干之化，故以命之……然则经水早断，似乎肾水衰涸，吾以为心肝脾气之郁者。盖以肾水之生，原不由于心肝脾，而肾水之化，实有关于心肝脾，使水位之下无土气以承之，则水滥火灭，肾气不能化。火位之下，无水气以承之，则火炎铄金，肾气无所生。木位之下，无金气以承之，则木妄破土，肾气无以成。倘心肝脾有一经之郁，则其气不能入于肾中，肾之气即郁而不宣矣。况心肝脾俱郁，即肾气真足而无亏，尚有茹而难吐之势，矧肾气本虚，又何能盈满而化经水外泄耶？经曰：亢则害，此之谓也。此经之所以闭塞有似乎血枯，而实非血枯耳。治法必散心肝脾之郁，而大补其肾水，乃大补其心肝脾之气，经溢而经水自通矣。方用益经汤。傅山所说的“年未老经水断”应为现代所指的“卵巢早衰”，它的病因病机是心肝脾气之郁，导致肾气郁而不宣，不能盈满而溢泄。治法为大补其心肝脾气，创制益经汤，使精溢而经水自通。《傅青主女科》对于月经的生理高度概括为“经水出诸肾”，并创造性地总结出该病的病因病机“经水早断，似乎肾水衰涸”，实为“心肝脾气之郁”，并从五行生克制化的关系阐释了心肝脾肾相互为病的实质。益经汤方后注释曰：“此方心肝脾肾四经同治药也，妙在补以通之，散以开之，倘徒补则郁而不开而生火，徒散则气益衰而耗精。设或用攻里之剂，辛热之品则非徒无益，而又害之矣。”这不仅为后世解释了卵巢早衰的组方原则，并且说明了用药宜忌。从益经汤方药组成来看，傅山传承了景岳之法：熟地黄、当归、杜仲养血补肾，党参、白术、山药健脾益气，但他师古而不泥古，用柴胡、白芍舒肝之郁，酸枣仁、牡丹皮清心之郁，沙参补益肺气，养肺胃之阴，并制诸药温燥之性。《本经》称其主血积惊气，除寒热。全方以养阴血，健脾气，开郁气为法。

《临证指南医案·卷九》秦天一注释说：“《易》曰：乾道成男，坤道成女。女子属阴，以血为主，故女科治法首重调经。经，常也，如潮汐之有信，如月之盈亏，不愆其期，故曰经水，又曰月信。《内经》云：太冲脉盛，月事以时下。景岳云：冲为五脏六腑之海，脏腑之血，皆归冲脉。可见冲脉为月经之本也。然血气之化，由于水谷，水谷盛则血气亦盛，水谷衰则血气亦衰。是水谷之海又在阳明，可见冲脉之血，又总由阳明水谷所化，而阳明胃气，又为冲脉之本也。故月经之本，所重在冲脉，所重在胃气，所重在心脾生化之源耳。心主血，脾统血，肝藏血。凡伤心、伤脾、伤肝者，均能为经脉之病……血枯，内有干血，血不归经，而结胞门也。

良由年少不禁，气竭肝伤，而致月事衰少不来也。治以乌贼骨四分，取其味咸走肾，性温达肝。配以藘茹一分，取其辛散内风，温去恶血。二物并合，功专破宿生新。丸以雀卵，取其温补助阳，能调子脏精血。以五丸为后饭者，先药后饭，待药徐行下焦力贵专攻，五丸不为少也。饮以鲍鱼汁，利肠垢，和肝伤，取其臭秽之味，佐乌贼骨而辟宿积之血也。《金匮要略》言调经之法甚详，后世如王节斋、薛立斋诸贤，论症透彻，用方精切，俱可为程式，兹不具赘。今观叶先生案，奇经八脉，故属扼要。其次最重调肝，因女子以肝为先天，阴性凝结，易于拂郁，郁则气滞血亦滞。木病必妨土，故次重脾胃。余则血虚者养之，血热者凉之，血瘀者通之，气滞者疏之，气弱者补之，其不治之症，直言以告之。诚一代之良工，女科之明鉴，学者当奉为典型。更能参考《内经》、仲景及诸贤案论，自然学业日进，登峰造极矣。”叶天士创立奇经理论体系，认为奇经之病，关乎肝肾与阳明，“经水必主诸路之血，贮于血海而下，其不至崩决淋漓者，任脉为之担任，带脉为之约束”，“肝肾下病，必流连及奇经八脉”，“肝血肾精受戕，至奇经八脉中乏运用之力”，阐明奇经八脉于肝肾关系尤为密切，认为奇经之治，通补为要，兼调阴阳，并提出分经用药，病分虚实。

《医宗金鉴·妇科心法要诀》中有不内外因致经病：“血者水谷之精气，若伤脾胃何以生，不调液涸血枯病，合之非道损伤成。”有血枯血亏经闭证治：“胃热灼血玉烛散，失血血枯养荣汤。地黄汤治房劳损，萸药苓丹泽地良，乳众血枯经若闭，须用十全大补方。”该书明确提出了血枯经闭的不同证治方药。

《叶天士女科证治·调经下·心虚闭经》：“为气血之主，而脾为气血之本也。若忧虑伤心，心气虚耗，不能生血；脾乃心之子。脾失所养，则不嗜饮食，绝生化之源矣。”本书虽署名为叶天士所著，但据考证此书原题名《竹林寺女科》，于1817年付印，本属伪托竹林寺僧的作品，其后被书商更以《叶天士女科证治》之名刊行，但因其立论符合临床实际，故引用于此。

（五）近现代

《女科秘诀大全》为陈莲舫所纂，书中所论经闭共收集诸家论述25条，其中第6条“妇人经闭属火热，有上、中、下三焦之分”，为李东垣首倡，而楼全善从之，认为洁古、东垣治血枯经闭皆主泻火补血。陈认为月水不下证属上焦，除实热外，尚有心虚而热收于内，以及心虚而土衰等机理，专以火热为病不妥。至于经闭由于阴虚火旺津液干涸所致的，当从赵养葵滋水补肝法。因于风冷客邪凝结胞门引起血涖不下的宜温经散寒，先以大辛大热之药导血下行，后用养荣之剂为当。又如第21条“调经不可耗气宜养心实脾论”引罗周彦论及妇人属阴柔之体，以血为本，“风行则水动，阳畅则血调”，如用药耗散其气，则血无所施，正气虚，邪气必胜，百病由生而经不得调。并谓心生血，脾统血，胃为卫之元，养其心则血生，实其脾则血足，气胜则血足，力诫调经不可耗气。陈予以赞同，认为调经之法莫先于顺气开郁，但顺气开郁又不可专耗其气，当以实脾养心为调经要法。经水虽属血病，若竟从血分求治，未得其要，“若从气分求责，而调经知所本矣”。此书搜罗全面而又精粹，且贯穿着莲舫本人的学术见解，有益于后学。

《血证论·经闭》曰：“室女血枯，名为童劳。室女正当血盛之时，而仍经少血枯，以致骨蒸肌热，面色枯白，两颧发赤，懒于饮食，皮干消瘦，咳嗽喘息，此宜大滋其化源，使血骤生，而诸病乃退，炙甘草汤主之。又或妇人女子，不得隐曲，心念不遂，脾气抑郁，以致胃病，不思饮食，倦怠少神，怔忡健忘，脾不化汁，心不化赤，是血虚而无经水。血虚则生内热，肌肉干瘦，如风消之物，故又名风消，其证难治，宜归脾汤主之。血虚则火盛无制，心乘肺金，金气不行，不能运布，水津留于胸中，津液尽化为痰，咳嗽不已，日久成痨，经所谓传为息贲，则不能治，为喘息也。都气丸加人参、麦冬、枣仁、五味子、钟乳石治之，天王补心丹亦治之，保和丸、清燥救肺汤皆可借治息贲，叶氏养胃汤加熟地黄、五味、云苓亦佳。”唐容川明确分类了血枯经闭室女和妇人的不同证治。并认为调经之法，当以气血同治为原则，从肾、肺、肝、脾论治为宜。关于经血产生的机理其基本思想是男子肾精与女子月经同为血所化生，男子主气，故血随水化而为精，女子主血，故血随水化而为经。男子的精虽属水，水中有血，女子的经虽属血，血中有水，因此治疗经血不调，应以调血调水为法，并鲜明提出“水即是气、气即是水”的观点，“治气即是治水、治水即是治气、治火即是治血”，“治血者必治脾为主”，并推崇仲景炙甘草汤。

《医学衷中参西录上·第八卷》曰：“室女月闭血枯，服药愈者甚少，非其病难治，实因治之不得法也。《内经》谓二阳之病发心脾，有不得隐曲，在女子为不月。夫二阳者，阳明胃腑也。胃腑有病，不能消化饮食，推其病之所发，在于心脾，又推其心脾病之所发，在于有不得隐曲。盖心主神，脾主思，人有不得隐曲，其神思郁结，胃腑必减少酸汁，不能消化饮食，以生血液，所以在女子为不月也。夫女子不月，既由于胃腑有病，不能消化饮食，治之者，自当调其脾胃，使之多进饮食，以为生血之根本。”张锡纯认识血枯经闭，亦遵经旨，调理脾胃，自创资血通脉汤，以白术为君以健胃之阳，山药、龙眼肉以滋胃阴，善用鸡内金运化诸补药之力，使之补而不滞，用山萸肉、枸杞子以补肝肾，并少量用桃仁、红花，非为破血，欲借之以活血通经络。张氏用药可谓圆机活法，后世可师其法。

《沈氏女科辑要笺正·月事不来》曰：“《金匮》言妇人经水不来之证，分为三大纲。积冷、结气两者，皆血滞不行，于法宜通，冷者温经行血，《金匮》归芎胶艾汤，即为此证之鼻祖，而《千金》妇人门中，方药最多，皆含辛温逐瘀之法，亦皆为此而设。尧封只言肉桂一味，尚嫌未备，惟又言瘀通之后，必以荣养调之，则确是善后良图，最不可少。若气结者，自需先疏气分之滞，逍遥所以疏肝络，香附、乌药等，皆通气分而不失于燥，固是正宗。”此论当为张山雷经验之谈，可资后人借鉴。张山雷继承了中医传统的对女性生殖器官解剖的认识，并勇于吸收新知识，衷中参西，在书末附“泰西诸说”，对女性内生殖器官予以介绍，并以子宫、子核、子管名之。很显然，子核即卵巢。

总之，历代文献中蕴涵着丰富的内容，有待于后人去发掘整理和利用。如何正确对待各种医学理论，使之更好地为医疗实践服务，这是一个现实问题。前人学说的产生，都是立足于自己的临床实践而阐发《内经》之要旨，发前人之未备，以自成一家之言，他们从各个不同侧面丰富和充实了中医学理论和治疗经验。全面地继承各家之说，结合自己的临床实践，而不执守门户，才能更好地服务于现代临床。

（李珂）

第三章　卵巢早衰的病因病机

中医对卵巢早衰虽早有相似论述，但多归属于月经过少、血枯经闭、年未老经水断、不孕等病证中。月经产生的机理源于《素问·上古天真论》之“女子七岁，肾气盛，齿更发长，二七而天癸至，任脉通，太冲脉盛，月事以时下，故有子。”由此可以得出，月经的产生是肾－天癸－冲任－胞宫协同作用的结果，是脏腑、天癸、气血、经络协调作用于胞宫的生理现象。而在所有的脏腑之中，肾在月经的产生中起主导作用，肾气盛则天癸至，任通冲盛，月经方能来潮，正如《傅青主女科》云“经水出诸肾”，《景岳全书》云“月水全借肾水施化”。脾为后天之本，气血生化之源，又主统血，月经为血所化生，冲脉隶于阳明，故脾气健则气血足，化源足则太冲脉盛，月事如常；肝体阴而用阳，为藏血之脏，主疏泄，气血和调则经候如常。所以月经的产生与肾、肝、脾三脏的关系最为密切。

早衰的机理同样源于《内经》，《内经》云：“能知七损八益，则二者可调，不知用此，则早衰之节也。”“经水不当绝而绝”“年未老经水断”均是卵巢早衰在月经方面的体现。《陈素庵妇科补解》认为“经水不当绝而绝”的病机是“非血虚即血滞”。《傅青主女科》认为“年未老经水断”的病机是由于“心肝脾之郁”。综合历代医家的理论，我们认为，卵巢早衰是月经病发展的严重阶段，是各种病因综合作用最终导致了天癸竭、地道不通、形坏无了的结果，因此，卵巢早衰的病机应从月经产生的源头来探寻，它不仅仅只是一脏一腑的虚衰，而是整个肾－天癸－冲任－胞宫轴的早衰。病程日久，势必导致阴阳虚衰、脏器亏损、精气神亏耗，其病机复杂，涉及肾、肝、脾等多个脏腑功能的失调。同时，《内经》云“月事不来者，胞脉闭也”，胞脉闭则气血不通，气不帅血，故而导致瘀血停滞，故瘀血阻滞的病机也贯穿着卵巢早衰的始终。依据卵巢早衰患者阴阳偏盛偏虚之不同，脏腑亏损之差异，可总结其常见的病因病机有肝肾阴虚血瘀、脾肾阳虚血瘀、肝郁肾虚血瘀和血枯瘀阻之异。

一、肝肾阴虚血瘀

先天肝肾不足，或房劳多产伤肾耗精，或久病穷必及肾，肝肾乙癸同源，精血互生，肝肾亏虚则精血匮乏，经血乏源，虚则无有不滞而为血瘀，肾虚与血瘀互为因果，肾水日以涸竭，导致冲任亏虚，天癸早竭则经水早断。如《医学正传》曰："月水全借肾水施化，肾水既乏，则经血日以干涸。"

二、脾肾阳虚血瘀

脾肾阳气素虚，或房劳多产伤肾，饮食失宜，劳倦思虑过度伤脾，脾肾阳虚生化失期或气化失常，则气血生化乏源，冲脉气血亏虚，虚滞不通，或气血失于温煦，血行滞涩而为血瘀，脾肾阳虚血瘀，先后天不足导致精血匮乏，冲任亏虚，则天癸早竭，胞宫失养则经水早断。如《兰室秘藏》曰："妇人脾胃久虚，或形羸气血俱衰，而致经水断绝不行。"

三、肝郁肾虚血瘀证

卵巢早衰患者往往遭遇过较多的生活波折和较大的生活事件压力，素性忧郁或七情内伤而致肝气郁结，疏泄失常，气血不和而为瘀；又肝为肾之子，子病及母而致肾虚，肝郁肾虚血瘀，冲任失调，天癸匮乏无以充养胞宫而致经闭；或肝郁克脾，脾虚气血生化不足，肾肝脾三经同病导致经水早断。

四、血枯瘀阻

素体阴血不足，或产时产后亡血；或多次流产伤及气血，或久病大病伤阴，阴血涸竭。又因久虚成瘀，血枯瘀阻，任虚冲衰，天癸早竭，胞宫失养则经水早断。《兰室秘藏》曰："夫经者，血脉津液所化，津液既绝……

血海枯竭，病名曰血枯经绝。”

上述病机虽各不相同，但由于病多虚损，日久难复，阴损及阳，阳损及阴，脏腑相生相克，脏腑、气血、经络互相联系又互相影响。同时，患者未老先衰，身心俱损，从而产生悲观、抑郁、焦虑、恐惧、情绪低落、对生活失去信心，而多兼肝郁表现。从临床采用彩色多谱勒观察卵巢早衰患者的卵巢血流，发现普遍存在子宫及卵巢血流稀少、阻力升高，严重者卵巢几乎无血流。从而佐证了“妇人以血为基本”的生理和卵巢早衰存在血枯、血瘀的病机。总之，卵巢早衰病因病机错综复杂，往往是脏腑、气血津精、天癸、冲任、胞宫先后受病，互为因果，其病机本质是肾脾亏虚，肝郁血瘀，是肾 - 天癸 - 冲任 - 胞宫生殖轴的功能早衰。

（张玉珍、史云）

第四章　卵巢早衰的治疗

第一节　中医药防治卵巢早衰的思路与方法

一、治疗思路

（一）重治气血精，振衰起废

气、血、精与人体生命活动和寿夭极为重要，《灵枢·本脏》曰："人之血气精神者，所以奉生而周于性命者也。"卵巢早衰虽然病机错综复杂，但总体来讲是以虚为本，最本质的是气血精亏虚，尤以精血虚衰为主，从而导致形容枯槁，未老先衰。《妇人大全良方》云"妇人以血为基本"，经、孕、产、乳均以血为用。《景岳全书·妇人规》也指出："妇人以血为主，血旺则经调而子嗣，身体之盛衰，无不肇端于此。""欲察其病，惟于经候见之，欲治其病，惟于阴分调之。"又在《景岳全书·传忠录·治形论》指出："其形既败，其命可知……凡欲治病者，必以形体为主，欲治形者，必以精血为先，此实医家之大门路也。"对于女子月经的潮与止，还决定于天癸的至与竭，天癸是肾精肾气充盛到一定程度时体内出现的具有促进人体生长、发育和生殖的一种精微物质，天癸来源于先天肾气，靠后天水谷精气的滋养而逐渐趋于成熟，此后又随肾气的虚衰而竭止。《景岳全书·阴阳篇》曰："元阴者，即无形之水，以长以立，天癸是也，强弱系之。"可见气血畅旺，阴精充盛，则天癸泌至，任通冲盛，月事以时下，故有子。临证中，"潮热"和"阴道干涩"是反映病情进退的关键症状。所以治疗的重点在于大补气血精，以图振衰起废。

（二）个性化治疗，以人为本

卵巢早衰的患者常常受到的困扰有三：一是严重的绝经期症状对患者的心理及生理造成的影响，如持续的闭经，潮热汗出，心烦易怒，失眠健忘等；二是由于长期的阴道萎缩、干涩而影响夫妻生活，甚至有的患者表现为行走困难；三是对于年轻有生育要求的患者造成的生育障碍，影响了家庭的稳定。应针对患者不同的治疗目的采用不同的治疗原则。对于无生育要求的患者，力争改善和消除其绝经期症状，消除阴道干涩，改善性生活，防止阴道、卵巢萎缩，促进子宫发育；对期望生育者，力争使其经调促排卵后受孕并安胎，使其家庭幸福。根据患者的不同临床表现，在辨证论治的基础上，结合患者的具体情况进行用药选择，可选用中药汤剂、中药膏方以及中成药治疗，必要时可以结合西药激素补充以缓解症状，或者借助现代的辅助生育技术来解决生育问题。

（三）治疗人性化，缓图取效

卵巢早衰病情有轻重之别，治疗有个性之异。尤其对未婚、不孕患者的治疗，更是一个十分艰巨的调经、种子、安胎的系列工程，非一朝一夕所能起效，因此医患双方应该共同努力，争取获胜。应让患者充分知情，了解病情之复杂，治疗之艰难，配合长期的治疗。医者也要关心、同情、体贴、爱护病人，根据各人不同病情和治疗目标，告之治疗方案，为患者树立起治疗的信心，应坚持不懈，缓图取效。治疗中若达“血盈则经脉自至”之功，则乘胜前进，维持治疗。未能取效时，更要不断总结，持之以恒。

二、治疗方法

治法是针对病机，按照治疗思路拟定的治疗方法。治法是否切中病机，决定着治疗的成败。针对卵巢早衰的病机本质及治疗思路，提出具体治法如下：

（一）补肾以益先天之精

此治法符合《内经》“因其衰而彰之，形不足者，温之以气，精不足者，补之以味”的治则。卵巢早衰病本在肾，补肾为调经之本。补肾在于益先天之阴精或补益肾气，以滋肾填精为主，并佐以助阳之品，阴中求阳，使阴生阳长，肾气充盛，精血俱旺，天癸泌至，月经自调。

（二）健脾以补后天之精

健脾在于大补元气，以益气血生化之源，使其统摄有权，血海充盈，经血有源。《内经》云："五七阳明脉衰，面始焦，发始堕。"因此可通过大补阳明脉之精气，健运中焦脾土，使气血旺，精气充，以达抗衰之目的。肾为先天，脾为后天，补肾健脾为调经之要。《景岳全书·妇人规》指出："调经之要，贵在补脾胃以滋血之源，养肾气以安血之室，知斯二者，则尽善矣。"李中梓在《病机沙篆·虚劳》中也指出："人有先后两天，补肾补脾法常并行。"所以上述二法常常相互为用，密不可分。

（三）疏肝养血

此治法符合《内经》"疏其血气，以令和平"的原则。肝体阴而用阳，为藏血之脏，主疏泄气机与调节血液。调肝法包括疏肝行气与养血柔肝两个方面。疏肝，在于通调气机，以开郁行气为主，养肝，在于养血补血，冲为血海，为十二经脉之海，诸经之血皆会于此，十二经之血俱盛，则冲脉血盛，太冲脉盛则月事以时下。另外，"乙癸同源"，肝肾为子母之脏，相互扶持，可以通过养血以达益肾精之目的。肝气得疏，肝体得养，气机顺畅，血海蓄溢有常，则月经可调。

（四）活血化瘀

《内经》云："月事不来，胞脉闭也。"闭则气血不通，不通则生瘀滞，因此在大补精气血的基础上应佐以活血化瘀之法，以利气血之流通，也可使补而不滞，滋而不腻。活血之法，在于疏通血气，以活血化瘀为主，佐以行气，使"血脉循流，病不得生"，"疏其血气，以令和平"。气为血帅，血为气母，气血失和，则百病由生，气血和调，则经调而子嗣。

（五）灵活运用中药周期疗法

中药周期疗法是根据中医妇科学的基础理论，结合月经周期中在经后期、经间期、经前期、行经期不同时期的阴阳转化，气血盈亏的消长节律，采用中药周期性用药的现代中医治疗方法，目前多遵循补肾调适阴阳为主的周期疗法，也有用传统的“先补后攻”或“三补一攻”法者。但在卵巢早衰的治疗中，由于患者气血精严重亏耗引起长时间闭经，疗效缓慢，因此不应拘泥于传统的中药周期疗法，需要遵循个性化治疗的原则，在治疗过程中不断观察，灵活变通。若通过一段时间的补益精血之后，患者阴精渐盛，带下增多，潮热汗出症状减轻，乳房及小腹微胀，此时为气血逐渐充盈，精气渐复之兆，可顺应其势，用桃红四物之属引血下行以通之，从而达到“血盈则经脉自至”的效果。若治疗过程中时机未到，精气未复，气血匮乏，此时过用活血化瘀之品非但不能奏效，反而会伤及阴血，如《景岳全书·妇人规》所云：“血既枯矣，而复通之，则枯者愈枯，其与榨干汁者何异？”因此，应掌握时机，灵活运用中药周期疗法，以达到重建或恢复肾－天癸－冲任－胞宫轴的功能，力争逆转卵巢早衰。

（六）衷中参西，适当应用西药人工周期疗法

患者在经历了长时间的闭经之后，势必出现生殖器官的萎缩，进而导致性生活困难等一系列症状，严重地影响了夫妻感情，此时应及时运用西药人工周期疗法，通过外源性激素的补充，刺激生殖器官的发育，增加生殖器官的血流供应，防止生殖道的萎缩，同时月经的来潮也能缓解部分患者的心理压力。经过几个周期的激素补充，生殖道萎缩的症状得到改善之后，再应用中药或膏方长期治疗，两者结合，相得益彰，将会达到事半功倍的效果。

三、基本方药

（一）依法立方

卵巢早衰的治法是补肾健脾，疏肝活血，我们在继承前人治疗相似病的基础上结合自己的经验创制新方，名曰滋癸活血益经汤（又名加减归肾丸）。本方由《景岳全书·新方八阵》中的归肾丸合大补元煎组成。归肾丸原方治肾水真阴不足，精衰血少，形容憔悴等证。大补元煎治气血大坏，精神失守等证，为回天赞化，救本培元第一要方。二方功能肾肝脾三经同调，重治气血精以滋养天癸；又合《傅青主女科·年未老经水断》中的益经汤，使其散心肝脾之郁，而大补其肾水，则精溢而经水自通矣；再合《妇人大全良方》之丹参散，活血化瘀通经，正如《妇科明理论》所说“一味丹参散，功同四物汤”，回归“妇人以血为基本”“四物汤为调经基础方”之本义。

（二）依方选药

综合归肾丸、大补元煎、益经汤、丹参散四方之精髓创制的滋癸活血益经汤处方是：菟丝子、人参、枸杞子、熟地黄、淫羊藿、柴胡、丹参、炙甘草等。

菟丝子，辛、甘、平，归肾、肝、脾经，功能补肾益精，养肝，平补肾阴阳，是调经、种子、安胎首选药。人参味甘微温，归脾、心经，功能大补元气补脾益肺，安神益智。菟丝子、人参共为君药；枸杞子、熟地黄补血养阴，填精益髓，滋养肝肾，与淫羊藿温肾壮阳，共助君为臣；柴胡、丹参疏肝活血为佐助，炙甘草补脾益气，调和诸药为使。诸药共奏补肾健脾、疏肝活血、滋养天癸、化生经水、振衰起废之功。

随证加减：肝肾阴虚血瘀，选加龟板、知母、地骨皮；肾脾阳虚血瘀，选加鹿茸、仙茅、巴戟天、黄芪；血枯瘀阻，选加何首乌、紫河车、黄精、桃仁。上述诸药，大多有调节内分泌或抗早衰的现代药效。临证中需根据证型的偏颇、症状的差异和治疗的目的灵活化裁。

四、防重于治，发挥中医“治未病”的学术思想

“治未病”一词，首见于两千多年前。《灵枢·逆顺》曰：“上工治未病，不治已病。”在《素问·四气调神大论》中说：“圣人不治已病，治未病；不治已乱，治未乱。此之谓也。夫病已成而后药之，乱已成而后治之，譬犹渴而穿井，斗而铸锥，不亦晚乎？”从正反两方面强调了治未病的重要性。此后《难经·七十七难》又提出了“治未病”的另一重要方面，即“治未病”的脏腑，曰：“所谓治未病者，见肝之病，则知肝当传之于脾，故先实其脾气，无令得受肝之邪，故曰治未病焉。”汉代张仲景在《金匮要略》中指出：“问曰，上工治未病何也？师曰：夫治未病者，见肝之病，知肝传脾，当先实脾。”论述了治未病是一条纲领性的原则。后世不断发展和完善了

“治未病”的理论。它包括了“未病先防”“已病防变”“瘥后防复”的“三级预防”思想。可见“治未病”的核心就是“主动防范”。它在养生、保健、防病、治疗、康复等健康医学与临床医学全过程中都有突出意义，真正担当着“卫生，即护卫生命”的本旨。

（一）未病先防，首重月经

未病先防是“治未病”的重要内容，其要旨是见微知著，防微杜渐，及早发现卵巢早衰的高危因素。更主要的是通过各种“内养外防”的综合调摄措施，慎避外来的虚邪贼风的侵害，调摄补养体内的精气神，从而使正气充沛旺盛而不生病。《内经》提出的“正气存内，邪不可干”，“邪之所凑，其气必虚”，是未病先防的理论基础。

中医认为“经贵乎如期”，月经的正常与否是反映女性生殖健康的重要指标，正如《景岳全书·妇人规》中所述：“女人以血为主，血旺则经调而子嗣，身体之盛衰，无不肇端于此。故治妇人之病，当以经血为先。”而卵巢早衰最明显的征兆就是月经的变化，早期常常被疏忽，因此生育年龄的女性应重视自身月经的改变，一旦发现月经稀发、月经过少甚或闭经时，要及时就诊，及早治疗，防止进一步发展为卵巢早衰。在生活上也要做到合理营养、适量运动、戒烟限酒、保持良好的心理状态，远离损伤女性生殖健康的危险因素，加强自我保健。

张玉珍教授在多年的临床实践中发现，卵巢早衰患者多有一个渐进的发病过程，对月经稀少、闭经或同时有不孕症的可疑病例及早进行卵巢储备功能检测，若发现其卵巢储备功能不足或早衰，及早进行中药调治，均能在临床症状或者内分泌指标等方面有所改善，争取延缓或阻遏卵巢早衰的发生。就此提出了“卵巢功能围早衰期”的概念。卵巢功能围早衰期包括早衰前期和早衰期。目的在于引起医患共同重视卵巢早衰这个疑难病症，希望达到未病先防，有病早治，病后防复的“三级预防”和“治未病”的目标。

（二）调畅情志，防病抗衰

《素问·上古天真论》指出：“恬淡虚无，真气从之，精神内守，病安从来。”“精神内守”，即是对自己的意识思维活动及心理状态进行自我调节，使之与机体环境保持协调一致。尤其妇女一生“有余于气，不足于血”，易致气血不调情感易波动而得病。我们在临床中也发现学习压力过大，竞争激烈，家庭关系紧张是导致卵巢早衰的原因之一。

（三）中年保健，再振根基

俗语云：“人到中年万事忧。”在激争剧烈的今天，中年妇女是家庭的精神和经济支柱，承受着事业与家庭的双重压力。中年是人生的黄金时期，但却是生理功能开始衰退的时期。如《素问·上真天真论》曰：“女子……五七阳明脉衰，面始焦，发始堕。”《素问·阴阳应象大论》也指出：“年四十，而阴气自半也，起居衰矣。”说明女子从35岁开始逐渐步入生理衰退的状态。因此，张介宾在《景岳全书·中兴论》一书中继承了《内经》的学术理论，明确提出：“人到中年左右，当大为修理一番，则再振根基。”从而提出中年以后固本培根，重视肾中阴阳的调和，节欲以防衰的观点，并重视健运阳明后天的中年保健的学术见解对临床具有指导价值。所以我们要重视中年后的保健，预防卵巢功能过早衰退。

（四）病从浅治，阻断病势

临床上一旦出现卵巢储备功能减退或卵巢早衰的相关症状时，应及早检查，快速诊断，做到早发现早治疗。病程的长短与疗效间存在密切的关系。起病初期，正气尚存，精气亏虚较轻，用药之后气血易复，疗效较好，若患病日久，损伤肾肝脾，血枯瘀阻，气血匮乏，则病势往往缠绵难愈。

（五）病愈防复，药食同疗

卵巢早衰治愈困难，但只要辨证准确，抓住病机，坚持治疗，定能取效。从临床上观察的多例卵巢早衰患者治愈后复发的例子可以得知，卵巢早衰即使治愈后也要维持治疗，防止复发。在这漫长的治疗中，可以结合补肾益精，健脾养血的血肉有情之品的有关食疗或中药膏方治疗，直至维持到绝经年龄前后方可停药。

（张玉珍、史云）

第二节　卵巢早衰的辨证论治

根据卵巢早衰的临床表现，可将卵巢早衰分为四个证型，常见证型及治法方药分述如下。

一、肝肾阴虚血瘀证

临床证候：经来涩少点滴即净，经色暗红或鲜红。或月经推后或停闭数月不行，或月经紊乱渐至经断或突然经闭，或婚久不孕不育；亦有多次人流或一次人流后或卵巢手术或促排卵后月经停闭者，偶发或频发潮热汗出，失眠多梦，头晕心悸，腰酸背痛膝软，足跟或关节疼痛。白带少，甚或阴中干涩，性欲减退，性交痛或困难，或尿道灼热。日久渐见神疲健忘，形容憔悴，鬓发始白或脱发严重。舌质稍暗红，苔少，脉弦细或略数。

治法：滋养肝肾，益气健脾，养血活血。

方药：滋癸活血益经汤（张玉珍自拟方）。

药物组成：菟丝子、人参、枸杞子、熟地黄、淫羊藿、柴胡、丹参、炙甘草。

卵巢早衰必须肾肝脾同调，气血同治，才能从产生月经的源头上补肾健脾，调肝活血，重治气血精以滋天癸，益冲任养胞宫，恢复肾–天癸–冲任–胞宫轴的功能以通经。

随证加减：如烘热汗出，失眠多梦，配伍生脉散、百合地黄汤、百合知母汤、珍珠母；腰膝酸痛，足跟痛，选加骨碎补、肉苁蓉、巴戟天等补肾益精壮骨之品；情绪低落或烦躁易怒或抑郁者，加入郁金、合欢花、百合、香附等疏肝解郁之品，并做好心理疏导工作。可配合滋肾育胎丸、逍遥丸、六味地黄丸、乌鸡白凤丸，根据“治形”和病情需要，选炖人参或雪蛤炖木瓜、乌鸡炖巴戟或花胶、海参、鲍鱼、雪蛤炖瘦肉等食疗方法。

二、脾肾阳虚血瘀证

临床证候：月经稀发或稀少，色淡暗质清稀。或月经推后或停闭数月不来，或突然经断或婚久不孕不育或反复流产后停经；面目虚浮，时有烘热汗出，或形寒怕冷。面色晦黄，眼眶暗，环唇淡暗，性冷淡，阴中干涩，性交痛或困难。舌质淡暗胖，齿印，脉沉细弱。

治法：补肾健脾，养血活血。

方药：毓麟珠（《景岳全书》）加减。

另可炖服人参、鹿茸、鹿胎膏，或当归生姜羊肉汤等。血肉有情之品，大补气血精，充养形体，温肾补肾，充养天癸。并可服滋肾育胎丸、金匮肾气丸、贞芪扶正颗粒等中成药。

（三）肝郁肾虚血瘀证

临床证候：情绪低落，郁闷不乐，或心烦焦虑，月经推后数月不行或月经过少渐至经闭，婚久不孕，亦有情志内伤后突然停经者。神疲乏力，头晕失眠多梦，或形容憔悴。脱发或枯黄，皮肤干，时有烘热汗出，关节酸痛。性欲减退，阴中干涩。舌暗红或尖边有瘀斑，苔白，脉弦细尺脉弱。

治法：疏肝益肾，养血活血。

方药：定经汤（《傅青主女科》）或逍遥散（《太平惠民和剂局方》）合肾气丸（《金匮要略》）加减并配合心理疏导。

（四）血枯瘀阻证

临床证候：月经数月不行或突然停闭不来。或产后、大病失血后、反复人工流产后突然经闭；面色萎黄，形容憔悴，神疲乏力，头晕心悸，脱发或枯黄，四肢酸楚，关节痛，皮肤干燥感觉异常；性欲减退，阴中干涩。舌淡苔白，脉沉细涩。

治法：滋阴养血，活血调经。

方药；人参鳖甲汤（《妇人大全良方·产后蓐劳》）加紫河车。

原方治产后蓐劳。全方共奏滋阴养血、填精益髓、大补元气、活血通经之效。陈自明在该方中说“晚食前温服，此药神妙”。

本证可配合服复方阿胶浆、人胎盘，或当归生姜羊肉汤、鸽子枸杞汤等食疗方。

（张玉珍、史云）

第三节　卵巢早衰的病证结合论治

中医学在辨病的基础上以辨证论治为主，如《伤寒论》《金匮要略》就是这种模式的典范。而西医学则以辨病论治为主，两者的理论体系和思维方法均有不同。但在目前临床中，常常需把两者结合起来，才能进行正确的诊断、治疗，这就要求西医的辨病与中医的辨证相结合，尤其是考虑采用中西医结合治疗方案时，更需如此。

卵巢早衰的病因迄今虽不甚清楚，在临床实践中，应尽量追溯导致患者发生卵巢早衰的病因，即是寻找到原发病。在治疗原发病的同时，针对其导致卵巢早衰的证候特点，进行病证结合论治。

一、遗传因素之卵巢早衰

此类患者年轻，尚未建立规律的月经就发生卵巢早衰。临床表现常有子宫发育不良或偏小，在辨证论治基础上，治疗多以填精益髓，养血活血为原则，注重选用血肉有情之品，培育体内之精血。如紫河车、龟板胶等。

二、情志因素之卵巢早衰

因强烈、长期的精神刺激而导致卵巢早衰。在辨证论治基础上，治宜疏肝益肾，养血活血，注意选用疏肝之品，如郁金、合欢花、香附等，并配合情志疗法。

三、自身免疫性因素之卵巢早衰

5%～30%的POF患者同时患有自身免疫性疾病如甲状腺炎、类风湿性关节炎、系统性红斑狼疮等。相对而言自身免疫性疾病对身体影响较大，应在辨证论治卵巢早衰基础上，结合内科治疗控制自身免疫性疾病。

四、放疗、化疗之卵巢早衰

因疾病接受放疗或化疗者可破坏卵巢功能，损伤人体阴阳气血，导致卵巢早衰。在辨证论治基础上，治疗多以温肾健脾，益气养血为原则，注重用温壮阳气之品，如红参、党参、黄芪、桂枝等

五、妇科医源因素之卵巢早衰

目前多种超促排卵治疗方案，对患者的卵巢功能存在潜在损害、直接的或间接卵巢手术后对卵巢功能的损害及孕育过频过多、反复清宫，足以损伤肾肝脾、气血、冲任、胞宫，发生卵巢早衰。在辨证论治基础上，治疗多以滋肾健脾，益精养血为原则，注重用温润厚味之品以补益精血，如：熟地黄、阿胶、何首乌、枸杞子、肉苁蓉等。

在辨证运用中药治疗卵巢早衰的同时，还可根据证候选择食疗。

（廖慧慧）

第四节　卵巢早衰的情志疗法

卵巢早衰是一种病因多，且病因十分复杂的疾病。现代心理学研究表明，情绪与人的健康有密切的关系，应激与情绪反应的强弱和致病作用对不同个体效果不一样，一方面取决于应激原的性质、强度、时限，另一方面，取决于个体对刺激物的敏感性及个体的自我防御反应，认知曲解是患者痛苦的直接原因，由于负性不合理的认识、认知曲解，导致不良的情绪行为反应，这些反应持续存在就可诱发疾病。

一、卵巢早衰患者的致病因素

可大略分为以下四大类：

（一）情志因素致病

如患者生活某一阶段精神过度紧张或遭受强烈刺激，或长期工作学习压力过大，或一度过度抑郁、悲痛、惊吓等。

（二）药物、疾病因素致病

如患者曾经服用镇静药、雷公藤、治疗痤疮药、治疗甲状腺功能亢进类药物、丰乳药、减肥药等，或曾经历疾病、手术创伤，如疱疹、泌尿系感染、放化疗治疗、剖宫产、输卵管结扎、宫外孕、诊刮、引产等。

（三）情志因素及药物、疾病因素双重影响

这类因素比较常见。即上述第（一）、（二）两种因素同时作用于同一患者。

（四）无诱因致病

即上述第（一）、（二）两种致病因素均未在患者身上出现，同时亦无法认定其他因素致病。

近10年来大量报道及研究表明，情志致病因素对卵巢早衰发生和预后的影响都是不容忽视的。如不从生物－心理－社会这三维角度的现代医学模式对疾病进行调护治疗，仅依赖于临床药物，势必事倍功半，甚或发生像学者徐旻报道的16例卵巢早衰患者自杀的极端事件。因此，有必要将情志疗法引入到卵巢早衰的治疗中。

情志是什么？情志是中医学对情绪包括情感的特有称谓，情志具有以下几个特点：其一，情志活动在正常范围之内不会形成病态，是正常的宣泄。其二，不同的情志活动会伤及不同的脏腑，产生不同的临床症状。过度的情志会影响内脏的气机升降，使气机的升降协调关系逆乱。具体表现为“怒则气上，喜则气缓，悲则气消，恐则气下，惊则气乱，思则气结”。其三，各种情志活动之间有制约关系。在临床治疗和护理中，可利用此制约关系以纠偏，也就是通常人们所说的“心病还须心药医”。这种疗法称为

情志相胜心理疗法，是一种根据我国传统文化和民族心理，运用朴素的古代心理学思想和情志之间相互制约的关系来进行治疗的方法。它以一种或几种情志化解或抑制其他情志，治疗情志（心理）障碍及其所致躯体疾病，达到淡化、消除不良情绪，保持良好的精神状态的目的，它是中医心理治疗的一大特色。

二、情志治疗七步曲

经过系统的整理和临床实践，我们将卵巢早衰的情志疗法归纳为7个步骤，命名为“卵巢早衰情志治疗七步曲”：

（一）摸底测评

通过让患者填写测评问卷，初步摸清患者存在的主要情绪问题、严重程度。可考虑选用的适宜问卷有症状自评量表（SCL–90），世界卫生组织生存质量量表（WHOQOL–100），芬兰纪念大学幸福感量表（MUN–SH），生活事件量表（Les）等。

（二）心灵交流，建立信任关系，传授中医自我心理保健操

建立相互信任的医患关系的，医护人员应与患者单独交流，做到与患者进行真诚的沟通，鼓励患者正确地认识病情，用积极向上的态度面对治疗，让患者有被理解和被尊重的感觉。同时教授患者一套3节的自我心理保健操，具体如下：

第1节：自然站立，全身放松，面带笑容，双脚自然分开与肩同宽。

第2节：将右手劳宫穴（人体的手掌心，第2、3掌骨之间偏于第3掌骨，握拳屈指的中指尖处）放在腹正中线肚脐下三横指的气海穴上。左手劳宫穴放在右手手背上，双手大拇指交叉。口中念“满足常乐，精神愉快”，每念一次时间约5秒，共18次，费时90秒。

第3节：双手仍放在气海穴上。开始用鼻深呼吸。吸气时上提会阴、肛门并缓慢地提起脚跟，心中默念“生活无穷好”；然后缓慢呼气，脚跟慢慢着地。心中默念“前途很光明”。完成一次需时约6秒，共18次，费时108秒。

以上3节顺序完成，每天早、中、晚各做1次。做完一套操后，达到

心绪放松，情绪平稳，效果最好。

（三）顺情从欲治疗

在院内设立心灵交流室，诱导患者尽吐其情，以从其意，引导宣泄。由医护人员组织患者观看悲剧片，如《妈妈再爱我一次》《世界上最疼我的那个人去了》《岁月神偷》，诱导患者哭泣，使身体不适造成的负面情绪一哭得舒，使情志过极产生的不利因素得以外泄。观影结束后，医护人员诱导患者倾诉其悲伤，达到宣泄治疗的效果。

（四）认知治疗

单独辅导，使用合理情绪治疗（rational — emotive therapy，简称 RET）也称“理性情绪疗法”，帮助患者解决因不合理信念产生的情绪困扰。合理情绪治疗是一种心理治疗方法，在 20 世纪 50 年代由阿尔伯特 · 艾利斯（A.ElliS）在美国创立。合理情绪疗法的核心是：人们的情绪障碍是由人们的不合理信念所造成，因此简要地说，就是要以“理性”治疗“非理性”，帮助患者以合理的思维方式替代不合理的思维方式，以合理的信念替代不合理的信念，从而最大限度地减少不合理的信念给情绪带来的不良影响，通过以改变认知为主的治疗方式，来帮助患者减少、消除他们已有的情绪障碍。具体操作步骤如下：

首先，向患者指出，其思维方式、信念是不合理的；帮助他们弄清楚为什么会变成这样，怎么会发展到目前这样子，讲清楚不合理的信念与他们的情绪困扰之间的关系。如 1 例因为打纸牌没有照看好孩子导致孩子在河里溺亡的卵巢早衰患者，有着严重的自责，就需要跟她讲清楚情绪对早衰的影响，帮助她搞清楚为什么会变成这样，怎么会发展到目前这样子。

其次，向患者指出，他们的情绪困扰之所以延续至今，并非由于早年生活的影响，而是由于现在他们自身所存在的不合理信念所导致的。他们自己对此应当负责任。如前述患者就应该向其说明悲惨事件发生后她头脑中产生的“我是一个没用的人”的极端思想而非该事件导致了目前的生活和身体状况。

再次，通过以“与不合理信念辩论（disputing irrational beliefs）”方法

为主的治疗技术，帮助患者认清其信念的不合理性，进而放弃这些不合理的信念，帮助求治者产生认知层次的改变。这是治疗中最重要的环节。如与前述患者进行辩论，让其认清“我是一个没用的人”的荒谬性，进而让其放弃这些不合理的信念，帮助求治者产生认知层次的改变。

最后，不仅要帮助求治者认清并放弃某些特定的不合理信念，而且要从改变他们常见的不合理信念入手，帮助他们学会以合理的思维方式代替不合理的思维方式，以避免再做不合理信念的牺牲品。如“因为我去买东西时，商店已关门，所以我是没用的”，这种在证据缺乏或不充分时草率做出结论的思维方式叫“任意推断”。又如，“因为我打碎了一只碗，所以我不是一个好母亲”，这种仅依据个别细节而不考虑其他情况就对整个事件做出结论的，是一种以偏概全的认知方式叫“选择性概括”。又如，“因为我不明白这个问题，所以我是一个愚蠢的人”，这种在单一事件的基础上做出关于能力、操作或价值的普遍性结论，从一个琐细事件出发引申做出的结论，叫“过度泛化”。再如“因为开玩笑我曾无恶意地撒了谎，于是断定我完全没有信用”，这种对客观事件的意义做出歪曲的评价，属“夸大或缩小”。

以上4个步骤完成，不合理信念及由其引起的情绪困扰和障碍即将消除，患者可以用较为合理的思维方式替代不合理的思维方式，从而较少受到不合理信念的困扰了。合理情绪疗法的基本理论主要是ABC理论，在ABC理论模式中，A是指诱发性事件；B是指个体在遇到诱发事件之后相应而生的信念，即他对这一事件的看法、解释和评价；C是指特定情景下，个体的情绪及行为结果。许多人以为情绪的行为反应是由诱发性事件A直接引起的，即A引起了C。ABC理论则指出，诱发性事件A只是引起情绪及行为反应的间接原因，而人们对诱发性事件所持的信念、看法、理解，即B，才是引起人的情绪及行为反应的更直接的原因。在合理情绪治疗的整个过程中，与不合理的信念辩论的方法一直是主要治疗方法和环节。又因为“辩论”一词的英文字头是D（disputing），“效果”一词的英文字头是E（effects），加入这两个字母，RET的整体模式又被称为ABCDE理论。

人们的情绪及行为反应与人们对事物的想法、看法有关。在这些想法和看法背后，有着人们对一类事物的共同看法，这就是信念。合理的信念会引起人们对事物的适当的、适度的情绪反应；而不合理的信念则相反，会导致不适当的情绪和行为反应。当人们坚持某些不合理的信念，长期处于不良的情绪状态之中时，最终将会导致情绪障碍的产生。因为情绪是由人的思维、人的信念所引起的，所以埃利斯认为每个人都要对自己的情绪负责。当人们陷入情绪障碍中时，是他们自己使自己感到不愉快的，是他们自己选择了这样的情绪取向。医护人员必须帮助患者调整其不合理情绪，释放其内心长期的压抑、恐惧、焦虑等。

（五）以情胜情，发挥七情正胜效应

由医护人员组织患者观看喜剧片，如《没完没了》《疯狂的石头》《不见不散》《甲方乙方》《有话好好说》，诱导患者开怀而笑，以平衡情志的极向性，发挥其正性效应。卵巢早衰妇女情绪难免悲、忧、郁，故用“喜”胜“忧”方法具有普遍的治疗意义。引导患者放松自己，从而再次体验到人间的温暖和欢乐，重新激起患者对生活的信心和勇气。治疗后患者通常会面带微笑，主动与人交谈，情绪明显好转。观影结束与患者单独交谈，鼓励患者积极、快乐地面对生活。

（六）建立病友会和跟踪随访

同病相怜，病友之间有着天然的信任关系，建立病友会使患者感觉自己不再是一个人在战斗，而是有共同的患者朋友的，让她从心里获得支持感。病友会里的病友是患者倾诉交流的最佳渠道，“人多力量大”，“三个臭皮匠顶个诸葛亮”，成立病友会，巩固前面治疗的七情正性效应。同时医护人员还可以不定时地组织病友座谈会，围绕如何防治卵巢早衰，进行自由和自愿的讨论，交流心得体会。病友会要设立联络员，负责联络通讯工作，并定期通知患者回院复诊。

（七）争取患者家属配合

卵巢早衰是一个慢性过程，患者多有易激动、性交痛等症状，久而久之家属容易对其失去耐心，从而加重家庭的紧张气氛，加重患者的不良情绪，加重病情，形成恶性循环。因此，医护人员应教授患者家属该病的科学常识，及其与心理、情绪影响的重要相关性，使患者家属了解和理解患者的心理状态和临床表现，体贴、关心、谅解她们，丈夫如果能够鼓励妻子坚持治疗，并有同舟共济共战病魔的态度，势必会事半功倍。取得患者家属的配合是卵巢早衰患者情志心理治疗中不可忽视的重要部分。

通过临床辨证施治，并辅以以上7个步骤将会使卵巢早衰患者获得更大康复机会。

（庞震苗）

第五节　卵巢早衰的饮食调补

卵巢早衰患者因肾－天癸－冲任－胞宫轴功能严重紊乱，肾气衰，冲任虚损，患者常伴肾精血不足以濡养，而表现干枯之象，如皮肤干燥、阴道干涩、脱发、手足麻木、口干等；或肾阳虚衰不足以温煦之象，如形寒畏冷，萎靡不振等。在辨证用中药、中成药治疗的基础上，可指导患者饮食调补。《素问·阴阳应象大论》云："形不足者，温之以气；精不足者，补之以味。""形不足"指因阳气虚衰，不能温煦躯体而表现形寒畏冷、蜷缩不舒等阳气虚衰不足，失于温煦之象。治疗当以温阳益气为主。"精不足"指阴精不足、精血亏损之病证。对于此类病证，治疗重在厚味填精，滋补阴血。

《素问·腹中论》中出现了妇科历史上第一首方"四乌鲗骨一藘茹丸"，治疗血枯经闭，被认为是通涩兼用，补肾活血，通补奇经的祖方。其实古人服用四乌贼骨一藘茹丸，丸以雀卵，饮以鲍鱼汁，即是中医妇科食疗的代表。针对卵巢早衰临床证候，根据阴阳之偏颇，可分别选用以下食材进行辨证调补：

一、阴血不足

1. 鲍鱼肉

味辛、甘，性平，无毒，具养血柔肝，滋阴益精，通便之功。用法：

鲍鱼 60 ～ 120g，加水煮汤，放食盐少许调味。分 2 次服食。

2. 海参

其性味咸，微温，入心、肾经。功能补肾益精，养血润燥。用法：150 ～ 200g，煮烂，调味后用以佐膳。

3. 鱼鳔

鱼鳔又名鱼肚、鱼胶。含动物胶质和蛋白质等，性味甘平，入肾经。功能补肾益精，滋养筋脉，止血。用法：鱼肚 150g（浸泡、切条），鸡肉 50g，水炖服。有补肾益精、健脾之效。

4. 雪蛤炖木瓜

雪蛤具补肾益精、养阴润肺、平肝养胃之功。木瓜性温、味酸，具消食功效。用法：木瓜半个，雪蛤 5g，雪蛤放入木瓜中，隔水炖。尤适用于 POF 阴道干涩者。

5. 阿胶炖瘦肉

阿胶，味甘、性平，质润，具有补血止血、滋阴润肺的功能。猪肉滋养脏腑，滑润肌肤，补中益气。用法：取阿胶 15g，瘦肉 100g，红枣 8 枚，枸杞一小把。将阿胶敲成碎块，瘦肉切成片状，与红枣、枸杞、阿胶碎一起，放入炖盅，最后隔水炖化。

6. 枸杞红枣乌鸡汤

本品具补血益精明目功效。枸杞 40g，红枣 20 枚，生姜 2 片，乌鸡 1 只。用法：将乌鸡洗净，去毛、去内脏，放入沸水中滚 5 分钟，捞起，用水洗净，沥干水。枸杞、红枣和生姜用水洗净。红枣去核；刮去姜皮，切 2 片。以上材料放入瓦煲内用中火煲 3 小时即可。

7. 枸杞桂圆炖老鸽

本品具有滋阴润燥、补气养血的功效。鸽子 200g，桂圆 10g，枸杞子 15g。用法：取蒸盘一只，放入枸杞子、桂圆、生姜、精盐、黄酒及鸽子，加水（以浸没鸽子为度）；锅内放入水，把蒸盘放入锅内，隔水蒸；待盘内鸽肉蒸熟松软后，即可熄火，焖约 10 分钟即成。

二、阳气不足

1. 红参

商品名如新开河参、边条参、园参、石柱参等。经蒸晒或用红糖浸渍晒干、烤干后使用。其性味甘温，入心、脾、肺经。功能大补元气。治劳伤虚损、气血津液不足之证。用法：每次 10g，单独炖服。

2. 鹿茸

鹿茸味甘、咸，性温。入肝、肾二经，具有壮肾阳，补气血，益精髓，强筋骨之功效。中医认为，鹿的精气全在于角，而茸为角之嫩芽，气机全而未发泄，所以最善于补阳益血之力。用法：每次 2g 研粉吞服或每次 5g ～ 10g，单独炖服或炖瘦肉。

3. 当归生姜羊肉汤

本品具有益气补血、温中祛寒作用，适合阳虚、血虚体质者食用。用法：当归 10g，生姜 30g，羊肉 500g，黄酒、调料适量。将羊肉洗净、切块，加入当归、生姜、黄酒及调料，炖煮 1 ～ 2 小时，吃肉喝汤。

4. 巴戟天煲鸡或猪肉

巴戟天，味辛、甘，性微温，归肾，肝经。补肾温润填精，双补肾中阴阳，亦取精血同源之意。鸡、猪肉滋养脏腑，滑润肌肤，补中益气。常用巴戟天 15g，制首乌 15g 与肉类煲汤，一者补肾，一者养气血。亦可与猪脊骨或鹌鹑、乌鸡、鸽子同煲。

以上食疗根据患者症候及可获得之食材，择其一或交替服用，每周 2 ～ 3 次，作为辅助治疗，以增强疗效。

在饮食调补时还应注意根据四季不同特点而稍加更改，如春季气候潮湿，故勿太滋腻，夏天，宜清补；秋季，宜润，酌加填精养阴之品；冬季宜温补。

（廖慧慧）

第六节 卵巢早衰的维持治疗

卵巢早衰的治疗十分棘手，而维持治疗以巩固疗效也是相当困难。临床上有些卵巢早衰的患者经过艰难的治疗后，有的怀孕生了孩子，但若后续没有进行及时检测及维持治疗，必然复发。通过近十多年来的临床病例观察发现，卵巢早衰的患者用中医药治愈，生下健康孩子，病人自以为病已治愈，未再服药，或断乳后或人流后再闭经，经检查确诊为卵巢早衰复发，虽然经再治疗后部分病人还可治愈（更可喜的还可生二胎），但复发后的卵巢早衰，治疗更棘手。因为随着年龄的增长，卵巢功能也在自然地逐渐衰退。因此在临床中提出卵巢早衰维持治疗的重要性。这实际也是中医治未病“瘥后防复”的问题。

一、无生育要求者

对无生育要求者，或已生育者，应坚持3至6个月复查性激素3项（FSH、LH、E_2），及早发现病情变化。并坚持中医药巩固治疗。

1. 减少原治疗方药药量。维持每个月经周期有一定用量的中药或中成药，保持较好的身体状态。

2. 改服中药膏方，给病人度身定做中药膏方。既有效又经济方便。每一剂膏方可服3个月左右。

3. 饮食调补，卵巢早衰以气血精虚损为主，适当配合大补气血精的食疗，对维持治疗有效。

4. 加强情志调节，夫妻和睦，坚持锻炼，也是维持治疗的有效措施。

无生育要求者，多数病人可维持治疗至生理绝经45岁左右。

二、有生育要求者

卵巢早衰有年青化和发病率上升的趋向，因此对于已婚未生育，尤其是未婚未生育者，其维持治疗更艰巨。因此务必更重视关怀体贴病人，鼓励病人战胜疾病。不必因患病而顾虑重重，甚至因此而迟婚甚或不婚。须知道，夫妻生活的和谐有可能对恢复卵巢功能带来预想不到的效果。不必避孕，尽早解决生育问题。

若未能尽早怀孕者，长期因卵巢早衰而不孕者可配合辅助生殖技术，及时解决生育问题，防止因生育障碍而导致的家庭危机。

卵巢早衰的患者为Ⅱ度闭经，病程迁延中西医治疗均极困难，应区别患者的个体情况分别处理，治疗的目的各不相同，治疗方法各异。但总的是消除绝经症状，改善和消除阴道干涩，防止阴道、卵巢、子宫萎缩，改善性功能，期望生育者，争取早诊断，早治疗，把握排卵期，指导受孕。孕后还需安胎，预防自然流产。

（张玉珍）

第七节 中药膏方在卵巢早衰中的应用

中药膏方，又称膏滋，煎膏，是将中药饮片反复煎煮，去渣取汁，经蒸发浓缩，加蜂蜜等制成，主要用于滋补养生与调治慢性疾病。它是中医常用八大制剂膏、丹、丸、散、汤、酒、露、锭之一，是中医方剂的重要组成部分，有悠久的历史，并在临床实践中不断发展，日益发挥着滋补健身、抗衰益寿、防病治病的功效，为人类的健康发挥着重要作用。

膏方包括外用与内服两大类，内服膏方有清膏、荤膏、素膏、成品膏滋药、定开膏滋药之异。定开膏滋药是指医生针对患者的身体状况、体质偏颇、理化检查等进行全面辨证论治，或辨证与辨病相结合，依据君臣佐使合理配伍，反复斟酌，拟定一张综合调理的膏方。其特点是量身裁衣，度身定做，针对性强，一人一方。是中医药宝库中的精华。多由 30 ～ 40 味，辅以阿胶、鹿角胶、龟板胶等滋补药物熬制膏而成。膏方具有服用和贮藏方便，药效持久的优势，弥补了汤剂携带不便，且需要长时间煎煮等缺点，故常用于年老体虚，慢性、虚损性疾病的长期治疗。

由于妇女有经、带、胎、产、乳的生理特点，均由肾气为主导，以血为用，常致肾精、阴血亏虚，故膏方在妇科应用中有悠久的历史，独特的优势。

一、中医妇科膏方的源流

中医膏方疗疾治病的起源可以追溯到《五十二病方》，记载了肪膏、脂膏、猪膏、久膏、彘膏、豹膏、蛇膏等30余膏方。西汉时期是妇科膏方的萌芽时期，这一时期的膏方习用猪膏或醇酒收膏，以外用为多，内服膏仅处于雏形阶段。如汉代张仲景《金匮要略·妇人杂病脉证并治》指出："胃气下泄，阴吹而正喧，此谷气之实也，膏发煎导之。"这是由猪膏、乱发做成从肛门导入治疗阴吹的外用膏方。《深师方》记载了丹参膏，治疗"妊娠七月，或有伤痛见血；或生后余腹痛"，被称女科第一膏。《医方类聚》引《肘后备急方》之益母煎，以益母草单味煎清膏酒服，主治"一切血病，产妇及一切伤损"。

隋唐时期，为过渡时期，发展不大。《子母秘录》中记载治疗难产的苏膏，配方中已有"好蜜半升"。《备急千金要方》卷二十七载有黄精膏一料，为治"花容有异，鬓发更改"的美容膏方。

宋元时期，膏方补益之功才有较大发展，功能滋阴调血的妇科补膏出现较多。如《丹溪心法附余》载地黄膏、膏子药二则。《仁斋直指方》秘传当归膏。《陈素庵妇科补解》三才固本膏治疗妊娠胎瘦不长，以及调经膏方多则，膏方均用药20种上下，煎清膏服用。

明清时期，是膏方的成熟时期，其制备与剂型基本奠定了现代膏方的基础，冬季以膏方进补也成为民间时尚，膏方在妇科临床应用的范围已扩大至经、带、胎、产、杂病中。其中《重庆堂随笔》引薛雪之参香八珍膏，被称为"女科调理方之首选"。还有《济阴纲目》地黄膏治妇人乳少，《墨宝斋集验方》人参鹿角膏益气种子，《医便》龟鹿二仙膏填精益髓，大补气血，并治男妇虚损不孕。晚清《张聿青医案》第十九卷专论膏子，载妇科病案数则，常以阿胶、鹿角膏、龟甲膏入膏方中，对后世影响很大，奠定了以药胶收膏的格局。

现代时期，女科膏方发展完备。《秦伯未先生膏方选集》《颜德馨膏方精华》论及妇科膏方很具特色。秦伯未阐释："膏方者，博雅润泽也。盖煎熬药汁成脂溢而所有营养五脏六腑之枯燥虚弱者，故俗亦称膏滋药。"

历代江南一带，妇科流派百花齐放，膏方应用，各有特色，尤其近十多年来，在胡国华教授带领下，先后出版了多部中药膏方专著，在全国推动了妇科膏方的盛行。开启了膏方研究的新局面。尤其是量身定制的膏方得到快速发展，真正体现了百姓"服膏疗疾，享受国粹"的特色优势和人文情怀。

二、中医膏方的组成

膏方主要由五部分组成：中药饮片、细料药、胶类、糖类及辅料。

1. 中药饮片

中药饮片是膏方的主要部分，是医生通过望、闻、问、切的详细辨证分析后，根据患者体质的不同与病情的需要，所给出处方中的药物部分。

膏方中的中药配伍组成是一个大方剂，既要考虑到"疗疾"，又要考虑到"补虚"，一料膏方大概有中药 30 ～ 40 味。一般来说，一剂膏方的中药部分总量可控制在 3kg 左右。

2. 细料药

细料药是指一些参茸类和其他贵重药物的统称，又称细贵药材，是处方中体现补益虚损功效的重要组成部分，细料药物的品种来源主要有以下几个方面。

人参类：如生晒参、红参、西洋参、朝鲜参等。

贵重的动物药：如鹿茸、紫河车、海龙。

贵重的植物药：三七粉、川贝粉。

大部分细料药可在收膏时直接加入或以另炖、另煎、烊冲等方式进行单独处理，否则其有效成分易被数量多的饮片药渣吸去，有损其补益功能。

3. 胶类

通常选用阿胶、龟甲胶、鹿角胶。1000g左右的中药饮片，一般配伍胶类中药200～400g，以保证收膏成形的效果。

4. 糖类

常用冰糖，不但口感鲜甜，而且冰糖有健脾润肺的功能。通常可用250～500g。

5. 辅料

黄酒是膏滋加工中必备的辅料，用于浸泡阿胶等动物药胶，一般用量为250～500mL。黄酒浸泡药胶不仅可以去除腥味，而且可以加强药物在体内的吸收。

三、中医膏方治疗妇科病注意事项

1. 综合运用三因制宜的原则，提高膏方的疗效

（1）根据时令气候节律特点，来制定适宜的治疗原则。根据春生、夏长、秋收、冬藏的自然规律。四季都可用膏滋方来保养人体的精气神。春季平补，注重健脾祛湿；夏季清补，注重清凉保津；秋季润补，注重润燥养阴；冬季温补，注重养阳护阴。

（2）根据岭南不同地区的气候特点，来制定适宜的治疗原则。岭南特定的自然气候环境形成了岭南人群以气虚、阴虚、湿热和痰湿体质者居多。所以开具膏方时，往往寒热并用，清上热、温下寒。补益亦用平补，主张益气养阴，平衡阴阳。而北方地区则气候寒冷，尤其秋冬季节气候干燥，因此在开具膏方时应注意用药宜温补，同时不忘滋阴润燥。

（3）遵循妇女生理病理特定点开具膏方。妇女因其特有的经带胎产生理特点，易耗气伤血，“妇人以血为基本”，因而开具膏方时，注重补肾益气，健脾养血。盖脾肾为本，气血为用。肾藏精，为先天之本，脾司运化，为后天之本，气血生化之源。而女子之经孕产乳皆以血为用，故以调理脾肾气血为主，兼佐以疏肝行气。用药应注意时时顾护阴精，避免耗气伤血。平和柔缓，滋而不腻，补而不滞，阴阳相长，精气互用，以达生化无穷。

总体而言，须辨证论治，气血双补，阴阳并补，动静与升降结合，顾护胃气。

2. 膏方与其他剂型相结合

一剂膏方通常可服 2 ～ 3 个月，经期停服，这是长方案；有时须间断或择时加服汤剂或丸剂，这是短方案。当患者病情平稳时，则用膏方长期调治，但当治疗过程中症状发生了变化，如长时间服用膏方后虚不受补，出现了口干咽燥、烦热等热象时，则应及时停用膏方，辨证施治，改为中药汤剂治疗一段时间。或者在长期服用滋补膏方时，为防止患者久服温补之品而产生燥热之象，也可以在服用膏方期间间断加服汤剂，如每周服 2 ～ 3 剂。同时在膏方治疗过程中也要结合患者不同的病情需要来加用其他剂型，对于有生育要求的不孕患者可以结合排卵期辨证服用汤剂或丸剂，改善卵巢功能及促排卵。当长期闭经的卵巢早衰患者出现了带下增多，下腹坠胀等月经来潮之征兆时，可及时加用桃红四物等活血通经之汤剂以顺应其势，促使月经来潮。

3. 痰湿和血瘀实证妇科病不宜应用膏滋方

由于膏滋方以补虚扶正为主，具有滋腻的特点，因此不适宜邪气实的患者服用，以免助邪。当通过辨证发现患者为痰湿或血瘀实证时，应先服用具有利湿除痰、活血化瘀功效的中药汤剂治疗，使邪去正安。若患者虚实夹杂，在正气虚的基础上兼夹有痰湿或血瘀实证，则可先攻后补，开始先服用祛邪之开路方，待病邪去再用膏方缓补以扶助正气。

三、中医膏方治疗卵巢早衰的思路与方药

中医膏方治疗的对象多为虚证或虚实兼杂的慢性病，疗程较长，处方用药要以辨证论治为主。卵巢早衰的病因病机复杂，我们认为卵巢早衰的病机本质是肾脾两虚，肝郁血瘀最终导致肾 – 天癸 – 冲任 – 胞宫轴的功能早衰。治疗思路是从根本上补肾健脾益精，调肝活血，重治气血精以滋天癸，调冲任养胞宫，恢复肾 – 天癸 – 冲任 – 胞宫轴的功能以振衰起废。膏方治疗卵巢早衰，可发挥膏方之“大方”优势，更好地兼顾阴阳气血，滋

补之力更优，作用更全面，更有利于恢复 POF 患者的月经周期。对于需要长时间服药的 POF 患者，膏方亦更容易被接受。所以在方药选择上以大补气血精为主，常用大补元煎、毓麟珠、益经汤、定经汤、丹参饮等方，必要时结合血肉有情之品，缓图取效。

（张玉珍）

第六章　卵巢早衰医案

第一节　罗元恺教授治疗卵巢早衰病案 1 例

孙某，女，38 岁。1991 年 10 月 26 日初诊。

主诉：闭经 3 年余。

现病史：患者 13 岁初潮，孕 3 产 1 人流 2，自 1982 年开始出现月经过少，开始每月仅用卫生纸几张，渐可不用纸垫。5 年前始月经稀发，几个月来经一次，经量少，于 3 年前闭经至今。经西医院检查诊为“卵巢早衰”（当时 35 岁），高泌乳素血症，经口服溴隐亭半年后来经一次。今年自服“还精煎”中成药于 7 月 3 日来经少量，后闭经至今。闭经后性欲淡漠，精神疲乏，腰酸耳鸣，潮热汗出，阴道干涩难忍，形体消瘦，眼眶暗，舌质暗红，苔薄黄，脉沉细。

妇科检查：子宫已萎缩。

辨证分析：反复流产手术后冲任血海空虚，未及时治疗，发展为肾虚精亏血少，无血可下之闭经。

西医诊断：卵巢早衰。

中医诊断：闭经、虚劳。

辨证：肾阴阳气血亏虚。

治法：调补肾阴阳为主，佐以养血调经。

方药：①中药：淫羊藿 12g，仙茅 10g，炙甘草 9g，党参 30g，补骨脂 15g，菟丝子 25g，当归 15g，川芎 10g，熟地黄 15g。7 剂，水煎服。②滋肾育胎丸 6g，每日 3 次。

二诊：11 月 2 日。

服药1周后矢气频，纳转佳，阴中干涩痛略好转。舌暗红，脉细沉涩。药后脾、肾气机通调，腑气亦通，后续以加强补气养血之功。

处方：熟附子6g，熟地黄20g，牛膝20g，川芎12g，淫羊藿12g，炙甘草9g，党参30g，当归15g，仙茅10g，淮山药30g，菟丝子20g。7剂。

滋肾育胎丸6g，每日3次。

三诊：12月14日。

诉服上方半月后觉有乳房胀，阴道分泌物增多，阴中干涩得以改善，精神好转，但时有头晕、心烦，眠差，舌暗，苔白，脉沉细。从症状分析，病有起色，阴液渐复。

处方：熟附子6g，熟地黄20g，菟丝子20g，丹参20g，鸡血藤30g，何首乌30g，当归15g，炙甘草9g，太子参20g，牛膝20g。7剂。

滋肾育胎丸6g，每日3次。

四诊：1992年1月25日。

服药2个月后于1月10日月经复潮，经量不多，3天干净，用卫生巾3片，经色红。腰酸，口干夜尤甚。舌淡红苔白，脉沉细。现经后10余天，以继续调补肾阴阳，养血调经为法。

处方：熟附子9g，熟地黄20g，肉苁蓉20g，淮山20g，菟丝子20g，当归12g，覆盆子20g，川芎10g，炙甘草9g，枳实12g，淫羊藿10g。7剂。

滋肾育胎丸6g，每日3次。

五诊：2月15日。

前症好转，于2月4日第2次来经，经前下腹胀痛半天，经通痛除，经量不多，2天用卫生巾2片，后少量血污持续几天净。腰酸，舌淡红略暗，脉沉细。守前治法。

处方：熟附子10g，熟地黄20g，菟丝子25g，覆盆子20g，当归12g，川芎10g，淫羊藿10g，炙甘草9g，山萸肉15g。7剂。

滋肾育胎丸6g，每日3次。

六味地黄丸6g，每日3次。

按：此例卵巢早衰已多年，病情严重，一派肾阴阳虚衰，气血虚损，未老先衰之征。罗元恺教授抓住主要病机，以调补肾阴阳。熟附子、熟地黄配伍补肾益精、益气养血之菟丝子、覆盆子、淮山药、淫羊藿、仙茅、佛手散、炙甘草之类，另坚持口服罗师验方滋肾育胎丸，汤丸结合，使早衰多年的卵巢终于恢复了功能，经水再来，阴中滋润，精神好转，患者甚为高兴。

（张玉珍）

第二节　张玉珍教授治疗卵巢早衰病案8例

一、病案一

周某，女，37岁，2012年7月31日初诊。

主诉：月经延后而至1年。

现病史：患者近1年月经30天至3个月一行，6天净，量少。2012年3月26日查性激素三项：FSH 21.78 IU/mL，LH 7.89 IU/mL，E_2 92 pg/mL。4月起在我院门诊就诊服中药治疗后月经可34日一行。LMP 6月27日，6天净，量少，色暗，有小血块，无痛经，无腰酸。前次月经（PMP）5月12日。平素下肢冷感，睡眠尚可，口臭，二便调。G2P1A1。舌淡红苔白厚脉细。

今日复查性激素三项：FSH 55.08 IU/L，LH 38.91 IU/L，E_2 40.29 pmol/L。

诊断：卵巢早衰。

辨证：脾肾不足，阴虚血瘀。

处方：菟丝子20g，枸杞子15g，香附10g，柴胡10g，熟地黄15g，葛根30g，白芍15g，玉竹15g，淫羊藿15g，丹参15g，巴戟天20，党参30g。14剂，日1剂。

中成药：滋肾育胎丸5g，1日2次，3瓶；乌鸡白凤丸6g，1日2次，3瓶。

嘱患者早睡早起，适当运动。

二诊：2012 年 8 月 27 日。

末次月经（LMP）6 月 27 日。脸上长斑，口腔溃疡，腰酸软。舌淡苔薄白脉细。

处方 1：酒萸肉 15g，玄参 15g，山药 20g，茯苓 20g，枸杞子 15g，炙甘草 6g，女贞子 10g，旱莲草 20g，醋龟甲 15g，三七 10g，石斛 15g，北沙参 20g。7 剂，日 1 剂。

处方 2：菟丝子 20g，制首乌 30g，当归 10g，女贞子 15g，牡丹皮 15g，熟党参 30g，白芍 15g，玉竹 20g，炙甘草 10g，巴戟天 15g，旱莲草 30g，酒萸肉 15g。20 剂，日 1 剂，接上方服。

中成药：六味地黄丸 8 粒，1 日 3 次，3 瓶；天王补心丹 8 粒，1 日 2 次，3 瓶；双料喉风散 1 喷，1 日 2 次，1 盒。

三诊：2012 年 9 月 24 日。

停经 3 月余，LMP 6 月 27 日。纳眠可，二便调。舌淡胖苔薄白脉细。

处方：菟丝子 20g，熟地黄 15g，当归 10g，枸杞子 15g，女贞子 15g，黄芪 30g，玉竹 20g，白芍 15g，巴戟天 20g，炙甘草 10g，盐杜仲 20g。20 剂，日 1 剂。

中成药：滋肾育胎丸 5g，1 日 2 次，5 瓶；益肾活血丸 6g，1 日 2 次，5 瓶；甜梦口服液 10mL，1 日 2 次，3 盒。

四诊：2012 年 10 月 23 日。

服上方后月经来潮。LMP 10 月 11 日。量少，色暗，无痛经，无腰酸，经前乳胀。现足背冷，纳眠可，二便调。舌淡暗，苔薄白，脉细。

处方：菟丝子 20g，熟地黄 15g，当归 10g，川芎 15g，丹参 15g，女贞子 15g，党参 30g，黄芪 30g，陈皮 10g，巴戟天 15g，淫羊藿 15g，盐杜仲 20g。20 剂，日 1 剂。

中成药：滋肾育胎丸 5g，1 日 2 次，5 瓶；金匮肾气片 4 片，1 日 2 次，3 盒。

五诊：2012 年 12 月 3 日。

LMP 11月16日，4天净，量中，腹稍胀。纳眠可，二便调。平素双下肢冷感。舌淡暗，苔薄白，脉细。

处方：菟丝子20g，熟地黄15g，当归10g，枸杞子15g，女贞子15g，黄芪30g，党参30g，骨碎补15g，白芍30g，锁阳15g，淫羊藿15g，盐杜仲20g。20剂，日1剂。

中成药：滋肾育胎丸5g，1日2次，5瓶；乌鸡白凤丸6g，1日2次，5瓶。

六诊：2012年12月27日。

LMP 11月16日，4天净，量中，脘腹稍胀。膝软，无潮热，无阴道干涩。纳眠可，小便调，大便1～3天1解。舌淡暗，苔薄白，脉细。

妇检：子宫、双附件未见明显异常。

处方：菟丝子20g，熟地黄15g，当归10g，柴胡10g，女贞子15g，丹参15g，黄芪30g，白芍30g，姜厚朴15g，香附10g，盐杜仲20g，巴戟天15g。20剂，日1剂。

中成药：消胀片3片，1日3次，2瓶。

七诊：2013年2月26日。

诉服中药后月经均可正常来潮。LMP 2月18日，5日净，量中，色红，小血块，偶有腹痛，腰酸，经期头痛。PMP 1月17日。现小腿酸胀，左下腹隐痛偶作，纳眠可，大便2～3天一解，质干。舌暗红，苔薄白，脉弦细。

复查性激素三项：FSH 15.53 IU/L，LH 12.49 IU/L，E_2 415.9 pmol/L。较2012年7月31日结果有明显改善，接近正常。

嘱继续维持治疗。

处方：菟丝子20g，黄芪30g，丹参15g，当归10g，玉竹15g，巴戟天15g，白芍15g，葛根30g，淮山药20g，女贞子15g，熟地黄15g，佩兰15g。20剂，日1剂。

中成药：妇宁康片4粒，1日2次，5瓶；六味地黄丸8粒，1日2次，3瓶。

八诊：2013年4月22日。

停经2个月，LMP 2月18日，PMP 1月17日。现偶有下腹不适感，无乳胀，无潮热汗出，身困神疲，纳眠一般，多梦，二便调。舌暗红有瘀点，苔薄白，脉细弦。

处方1：菟丝子20g，熟地黄15g，当归10g，枸杞子15g，女贞子15g，丹参15g，党参30g，玉竹20g，黄芪30g，巴戟天15g，淫羊藿15g，盐杜仲20g。20剂，日1剂。

处方2：当归10g，川芎10g，赤芍15g，生地黄15g，桃仁15g，红花10g，牡丹皮15g，鸭脚艾20g，醋香附10g，鸡血藤30g，菟丝子20g，粉葛根30g。7剂，日1剂。接上方服用。

中成药：滋肾育胎丸5g，1日2次，5瓶；乌鸡白凤丸6g，1日2次，4瓶。

九诊：2013年6月6日。

LMP 5月31日，5日净，量少，色暗，有血块，经行腹痛及腰酸，无乳胀。PMP 4月23日。现疲乏，腰背酸痛，眠差，多梦。舌淡红，苔薄白，脉细弦。

处方1：同2013年4月22日处方1。20剂，日1剂。

处方2：同2013年4月22日处方2。7剂，日1剂。接上方服用。

处方3：巴戟天15g，与猪肉煲汤。每周3～4次。

十诊：2013年8月12日。

LMP 7月17日，5日净，量中，色红，有血块，无痛经，伴腰酸。PMP 5月31日，5日净。现腰酸胀，小腹不适，纳眠一般，小便可，大便溏泄，黏滞不爽。舌淡边有齿痕，苔薄白，脉弦滑。

处方1：菟丝子20g，制首乌30g，当归10g，柴胡10g，女贞子15g，丹参15g，党参30g，玉竹20g，黄芪30g，巴戟天15g，淫羊藿15g，香附10g。20剂，日1剂。

处方2：同2013年4月22日处方2。7剂，日1剂。接上方服用。

中成药：妇宁康片4粒1日2次，5瓶；乌鸡白凤丸6g，1日2次，4瓶。

十一诊：2014 年 6 月 16 日。

自 2013 年 10 月后返乡，近半年来无服药，月经 1～2 月一行，5 日净。LMP 5 月 2 日，5 日净，经量正常，小血块，伴痛经及腰酸，无乳胀。体外排精避孕。现纳差，眠差，多梦，二便调。舌淡暗，苔薄白，脉沉细。

今日查性激素三项：FSH 2.56 IU/L，LH 4.17 IU/L，E_2 731.7 pmol/L。

诊断：月经后期

处方：当归 10g，川芎 10g，赤芍 15g，熟地黄 15g，黄芪 30g，白术 15g，茯苓 20g，炙甘草 6g，菟丝子 20g，巴戟天 15g，淫羊藿 15g，桂枝 10g。20 剂，日 1 剂。

中成药：滋肾育胎丸 5g，1 日 2 次，10g 瓶；逍遥丸 8 粒，1 日 3 次，3 瓶。

嘱坚持服药维持治疗，以防复。

十二诊：2014 年 8 月 26 日。

从湖南来复诊，诉能服中药后月经可约 30 日一行。

处方：同 2014 年 6 月 16 日方。30 剂，日 1 剂，每周服 3～4 剂。

中成药：妇宁康片 4 粒，1 日 2 次，5 瓶。

按：张玉珍教授认为卵巢早衰病因病机错综复杂，往往是脏腑、气血津精、天癸、冲任、胞宫先后受病，互为因果，其病机本质是肾脾亏虚，肝郁血瘀，最终导致肾 - 天癸 - 冲任 - 胞宫轴的功能早衰，导致天癸竭，任虚冲衰，胞宫失养，病变日久，多脏受累，故而创立了肾肝脾三经同调的滋癸益经汤以治疗卵巢早衰。该方组方体现了脾肾先后天互养，肝肾同调，肺肾同治，且兼顾心，常一药多用，寒温共用，以平为期。在治疗过程中，张教授注意将“顾护阴津”的精神贯穿始终，除予滋癸益经汤治疗外，还特别注意“开源节流”。节流即减少肾、脾的亏虚及肝的耗散，故应以“天人相应”为原则，早睡早起，节欲以养精，慎节房事，保持心情舒畅。而开源，除包括补肾填精、健脾益气、养血柔肝外，还包括气血的流动，故其强调病人应做适当运动使气血流转。在开源方面，除服药以调补肝脾肾之外，还指导病人以药膳调补。

月经的产生与调节以肾气为主导，肾中之精血是天癸之根，故调养应注重补肾填精。又《素问·上古天真论》有云："五七阳明脉衰，面始焦，发始堕。"又《脾胃论》曰："百病皆由脾胃衰而生。""夫脾胃不足，皆为血病。"脾胃虚弱，气血生化之源不足，则月经量少或停闭。故而平素应用饮食疗法时亦应常以补肾健脾、补精益血的药物为主。张玉珍教授常用于饮食疗法的药物有：巴戟天、肉苁蓉、锁阳、杜仲、党参、黄芪、淮山药、玉竹、百合、黄精、何首乌，配合猪肉（滋养脏腑，补中益气）或猪脊骨（取"以形补形"之意补督脉）、鸽子（补肝壮肾，益气补血）同炖或煲汤服用。例如常用巴戟天15g，制首乌15～20g与肉类煲汤，一者补肾，一者养气血，可与猪脊骨或鹌鹑、乌鸡、鸽子同煲；牛大力、千斤拔、五爪龙煲汤以健运脾胃。阴虚明显者，可服用雪蛤炖木瓜、虫草花炖鸽子，或枸杞桂圆炖鸽子，或花胶、海参以补精益血。但需注意，在服用时注意健运脾胃。在饮食调补时还应注意根据四季不同特点而稍加更改。如春季气候潮湿，故勿太滋腻；夏天，宜清补；秋季，宜润，酌加填精养阴之品；冬季宜温补。

（赵颖）

二、病案二

陈某，女，16岁。2009年8月25日初诊。

主诉：月经停闭3年。

既往史：患者13岁时月经初潮，行经3次（周期、经期、经量均正常）后月经突然停闭不来，2008年1月曾因身材矮在广州某西医院予激素治疗半年（具体不详）。2009年2月21日到广州医科大学第一附属医院就诊，当时FSH 88.16 IU/L，LH 39.76IU/L，E_2 26 ng/L，P 0.5ng/L，诊断卵巢早衰，予补佳乐、黄体酮胶囊行人工周期治疗6个月。服药期间月经周期、经期正常，LMP为8月5日。服药6个月之后主诊医师嘱其停激素而寻求中医治疗。2009年8月6日该院查FSH 13.8 IU/L，LH 5.2IU/L，E_2 39ng/L，P 1.1ng/L，T 0.37ng/L，PRL 19.77μg/L。8月17日查B超：子宫细小，未见占位性病变（34mm×17mm×31mm），右侧卵巢17mm×13mm，左侧卵巢未见显象。刻下症见：四肢冰凉，余无特殊不适，纳尚可，眠可，二便调。乳房发育不良。舌淡红苔薄白脉弦细。

诊断：卵巢早衰。

辨证：肾肝脾不足兼血瘀。

治法：补肾健脾，益气养血，调肝活血。

处方：当归10g，川芎10g，白芍15g，熟地黄15g，党参20g，白术15g，茯苓20g，炙甘草6g，菟丝子20g，枸杞子15g，茺蔚子10g，桂枝6g。14剂，每日1剂。

中成药：贞芪扶正颗粒1袋，1日2次，3盒。

西药：多糖铁复合物胶囊150mg，1日1次，1盒。

嘱：彩色B超检查，了解卵巢血流及子宫发育。

二诊：2009年9月8日。

其母代诉：服药后月经未潮，四肢温，胃纳转佳，睡眠好，大便较硬，2日一解。彩超提示：子宫小，子宫发育不良，双卵巢未见包块，右卵巢小，左卵巢未显象。子宫及血流信号未见明显异常。考虑服上方后气血渐复，拟以中药周期疗法治疗。

处方1：菟丝子20g，熟地黄15g，当归10g，枸杞子15g，杜仲15g，女贞子15g，丹参15g，党参30g，玉竹20g，白芍15g，葛根30g，肉苁蓉15g。10剂，每日1剂。

处方2：当归10g，川芎10g，赤芍15g，生地黄15g，桃仁15g，红花6g，丹皮15g，刘寄奴20g，香附10g，鸡血藤30g，葛根30g，菟丝子30g。7剂，每日1剂。接上方服用。

中成药：金匮肾气片4片，1日3次，3盒；贞芪扶正颗粒1袋，1日2次，3盒。

三诊：2009年9月22日。

月经仍未潮，但时有经兆。精神、睡眠、胃纳均有好转，无口干口苦，二便调。治法如前。

处方：菟丝子 20g，熟地黄 15g，当归 10g，枸杞子 15g，杜仲 15g，女贞子 15g，丹参 15g，党参 30g，淫羊藿 15g，白芍 15g，葛根 30g，香附 10g。20 剂，每日 1 剂。

中成药：胎宝胶囊 2 粒，1 日 3 次，5 盒；乌鸡白凤丸 6 粒，1 日 2 次，3 盒；六味地黄丸 8 粒，1 日 3 次，3 瓶。

四诊：2009 年 10 月 20 日。

其母代诉：10 月 10 日月经来潮，量少，不用护垫。无口干口苦，胃纳及睡眠尚可，二便调。仍守前法。

处方：菟丝子 20g，熟地黄 15g，当归 10g，枸杞子 15g，杜仲 15g，女贞子 15g，丹参 15g，党参 30g，淫羊藿 10g，玉竹 20g，白芍 15g，葛根 30g。20 剂，每日 1 剂。

中成药：六味地黄丸 8 粒，1 日 3 次，5 瓶；贞芪扶正颗粒 1 袋，1 日 2 次，3 盒；胎宝胶囊 2 粒，1 日 3 次，5 盒。

五诊：2009 年 11 月 24 日。

其母代诉：月经仍未潮，但近来带下较多，时有下腹胀痛，四肢不温，胃纳尚可，梦多，二便调。

处方 1：当归 10g，川芎 15g，白芍 15g，桂枝 10g，吴茱萸 6g，党参 30g，法半夏 10g，牡丹皮 15g，麦冬 15g，香附 10g，炙甘草 6g，益母草 30g。10 剂，每日 1 剂。

处方 2：菟丝子 20g，熟地黄 15g，当归 10g，枸杞子 15g，杜仲 15g，女贞子 15g，丹参 15g，党参 30g，淫羊藿 10g，玉竹 20g，白芍 15g，葛根 30g。15 剂，每日 1 剂。接上方服用。

中成药：金匮肾气片 4 片，1 日 3 次，3 盒；贞芪扶正颗粒 1 袋，1 日 2 次，3 盒。

西药：多糖铁复合物胶囊 150mg，1 日 1 次，2 盒。

六诊：2009 年 12 月 22 日。

其母代诉：服药后无不适，无乳胀，纳眠好，带下较前增多，小便正常，大便硬，每日一行。

处方：菟丝子20g，熟地黄15g，当归10g，枸杞子15g，女贞子15g，丹参15g，党参20g，淫羊藿10g，玉竹20g，白芍15g，炙甘草10g，葛根30g。30剂，每日1剂。

中成药：胎宝胶囊2粒，1日3次，10盒；乌鸡白凤丸6粒，1日2次，5盒。

七诊：2010年1月26日。

月经仍未来潮，自末次月经10月10日至今已停经3月余，有周期性经兆（下腹稍胀），额头及背部痤疮已清，较疲乏，时有耳鸣，纳眠二便均调。舌淡红苔白脉细弦。

处方1：菟丝子20g，熟地黄10g，当归10g，枸杞子15g，女贞子15g，丹参15g，党参20g，巴戟天15g，玉竹20g，白芍15g，茺蔚子10g，香附10g，葛根30g。20剂，每日1剂。

处方2：当归10g，川芎10g，赤芍15g，生地黄15g，桃仁15g，红花6g，丹皮10g，刘寄奴10g，香附10g，鸡血藤30g，葛根15g，菟丝子30g。7剂，每日1剂。接上方服用。

中成药：胎宝胶囊2粒，1日2次，15盒；六味地黄丸8粒，1日2次，5瓶。金匮肾气片4片，1日2次，2盒。其中，六味地黄丸服完2瓶后，服金匮肾气片2盒，后再服六味地黄丸。

西药：多糖铁复合物胶囊150mg，1日1次，2盒。

八诊：2010年3月9日。

其母代诉：月经仍未来潮，近觉稍疲倦，胃纳欠佳，睡梦话多，二便尚调。

处方1：柏子仁15g，卷柏10g，川断15g，熟地黄15g，泽兰10g，怀牛膝15g，香附10g，菟丝子15g，茺蔚子15g，白芍15g，当归10g，葛根30g。20剂，每日1剂。

处方2：当归10g，白芍15g，柴胡10g，茯苓20g，白术10g，炙甘草6g，郁金10g，香附10g，丹皮15g，麦芽30g，菟丝子15g，葛根30g。7剂，每日1剂。

先服处方1，再服处方2。

中成药：胎宝胶囊2粒，1日3次，10盒；金匮肾气片4片，1日2次，3盒。

西药：多糖铁复合物胶囊150mg，1日1次，2盒。

九诊：2010年4月6日。

其母代诉：易疲乏，无明显经兆，纳眠可，二便调。

处方：菟丝子20g，黄芪20g，当归10g，枸杞子15g，杜仲15g，女贞子15g，丹参15g，党参30g，巴戟天15g，玉竹20g，白芍15g，茺蔚子10g。30剂，每日1剂。

中成药：胎宝胶囊2粒，1日3次，5盒；益肾活血丸6g，1日3次，5瓶。

西药：多糖铁复合物胶囊150mg，1日1次，2盒。

十诊：2010年6月8日。

LMP 5月30日，3日净，经量较少，乳房胀痛。带下正常。

处方1：菟丝子20g，熟地黄10g，当归10g，枸杞子15g，女贞子15g，茺蔚子15g，党参30g，玉竹20g，白芍15g，炙甘草10g，葛根30g，鹿衔草15g。21剂，每日1剂。

处方2：当归10g，川芎10g，赤芍15g，生地黄15g，桃仁15g，红花6g，丹参15g，刘寄奴20g，香附10g，鸡血藤30g，葛根30g，菟丝子15g。7剂，每日1剂。接上方服用。

中成药：胎宝胶囊2粒，1日2次，5盒；金匮肾气片4片，1日2次，2盒。

西药：多糖铁复合物胶囊150mg，1日1次，2盒。

嘱复查FSH、LH、E_2。

十一诊：2010年7月6日。

LMP 5月30日，6月9日复查FSH 125.39IU/L，LH 39.9IU/L，E_2 112.23pmol/L。精神好，无明显不适，带下正常，纳眠均可。

处方1：菟丝子20g，熟地黄15g，当归10g，枸杞子15g，杜仲15g，女贞子15g，丹参15g，党参30g，巴戟天15g，玉竹20g，白芍15g，葛根

30g。14剂，每日1剂。

处方2：柏子仁15g，卷柏15g，川断15g，熟地黄15g，泽兰10g，怀牛膝20g，香附10g，菟丝子20g，茺蔚子15g，白芍15g，当归10g，葛根30g。14剂，每日1剂。

上述两方交替服用。

中成药：胎宝胶囊2粒，1日2次，5盒；六味地黄丸8粒，1日2次，3瓶；金匮肾气片3片，1日2次，2盒；乌鸡白凤丸6粒，1日2次，3盒。

十二诊：2010年8月3日。

其母代诉：LMP 7月22日，4日净，经量如正常月经量。刻下无不适，纳眠可，二便调。

处方1：菟丝子20g，熟地黄15g，当归10g，女贞子15g，丹参15g，党参30g，黄芪20g，巴戟天15g，玉竹20g，白芍15g，葛根30g，茺蔚子10g。14剂，每日1剂。

处方2：柏子仁15g，卷柏15g，川断15g，熟地黄15g，泽兰15g，香附10g，菟丝子20g，茺蔚子15g，白芍15g，当归10g，葛根30g，巴戟天15g。14剂，每日1剂。

上述两方交替服用。

中成药：胎宝胶囊2粒，1日2次，5盒；六味地黄丸8粒，1日2次，3瓶；乌鸡白凤丸6粒，1日2次，3盒。

十三诊：2010年9月14日。

其母代诉：LMP 8月20日，4日净，量如正常月经量。无不适，精神佳，纳眠可，二便调。

处方1：如8月3日处方1。

处方2：如8月3日处方2。两方交替服用。

中成药：如8月3日中成药。

十四诊：2010年10月19日。

其母代诉：LMP 9月16日，4日净，量如正常月经量。无明显不适，学习生活正常，纳眠可，二便调。

处方1：菟丝子20g，熟地黄15g，当归10g，枸杞子15g，女贞子15g，丹参15g，党参30g玉竹20g，白芍15g，炙甘草10g，巴戟天15g葛根30g。20剂，每日1剂。

处方2：柏子仁15g，卷柏15g，川断15g，熟地黄15g，泽兰15g，牛膝20g，香附10g，菟丝子20g，茺蔚子15g，白芍15g，当归10g，葛根30g。7剂，每日1剂。接上方服用。

中成药：胎宝胶囊2粒，1日3次，10盒。

十四诊：2010年11月16日。

其母代诉：月经2个月未至（LMP 9月16日），较前烦躁，较前消瘦（体重下降3斤），学习压力大，胃纳欠佳，眠尚可，二便调。

处方1：柏子仁15g，卷柏15g，熟地黄15g，鸡内金15g，牛膝20g，菟丝子20g，白芍15g，当归10g，香附10g，郁金15g，合欢花10g，麦芽30g。14剂，每日1剂。

处方2：菟丝子20g，熟地黄15g，当归10g，枸杞子15g，女贞子15g，丹参15g，党参30g，玉竹20g，白芍15g，炙甘草10g，巴戟天15g，葛根30g。14剂，每日1剂。接上方服用。

十五诊：2011年1月11日。

其母代诉：LMP 12月4日，4日净，量不多。无其他不适。现有下腹坠胀感。

处方1：当归10g，川芎10g，赤芍15g，生地黄15g，桃仁15g，红花6g，牡丹皮15g，刘寄奴20g，香附10g，郁金15g，葛根15g，菟丝子30g。7剂，每日1剂。

处方2：菟丝子20g，熟地黄15g，当归10g，枸杞子15g，女贞子15g，丹参15g，党参20g，巴戟天15g，玉竹20g，白芍15g，炙甘草10g，葛根30g。20剂，每日1剂。接上方服用。

中成药：胎宝胶囊2粒，1日2次，10盒。

嘱复查FSH、LH、E_2。

十六诊：2011年1月25日。

LMP 1月13日，6日净，量中等，无血块，无痛经。精神佳，无其他不适，带下不多，纳眠可，二便调。舌淡红苔白脉细弦。1月20日（月经第8天）复查 FSH 70.41 IU/L，LH 28.74 IU/L，E_2 19 pg/mL。

处方：菟丝子20g，熟地黄15g，当归10g，枸杞子15g，女贞子15g，丹参15g，党参20g，巴戟天15g，玉竹20g，白芍15g，黄精15g，炙甘草10g，葛根15g。20剂，每日1剂。

十七诊：2011年3月1日。

其母代诉：LMP 1月13日，6日净，量中等。近期有明显乳房胀痛，带下量增多，纳眠可，二便调。

处方1：菟丝子20g，熟地黄15g，当归10g，白芍15g，女贞子15g，山药20g，柴胡10g，茯苓20g，郁金10g，葛根15g，桃仁10g，红花10g。7剂，每日1剂。

处方2：菟丝子20g，熟地黄15g，当归10g，枸杞子15g，女贞子15g，丹参15g，党参30g，玉竹20g，白芍15g，茺蔚子10g，巴戟天10g，葛根15g。20剂，每日1剂。接上方服用。

中成药：六味地黄丸8粒，1日3次，3瓶；胎宝胶囊2粒，1日3次，10盒；益肾活血丸6g，1日3次，5瓶。

十八诊：2011年3月29日。

其母代诉：LMP 3月1日，3日净，量不多，无不适。经净后服处方2，未服处方1。现精神好，面色欠红润，四肢不温，带下量增多，纳眠佳，二便调。

嘱：①先服完3月1日处方1。

②予生晒参10g，炖服。1周1次。

处方1：菟丝子20g，熟地黄15g，当归10g，枸杞子15g，女贞子15g，丹参15g，党参30g，玉竹20g，白芍15g，茺蔚子15g，巴戟天15g，杜仲15g。20剂，每日1剂。

处方2：当归10g，川芎10g，赤芍15g，生地黄15g，桃仁15g，红花6g，丹皮15g，刘寄奴20g，香附10g，玉竹15g，葛根15g，菟丝子30g。

7剂，每日1剂。接上方服用。

中成药：六味地黄丸8粒，1日3次，3瓶；胎宝胶囊2粒，1日3次，5盒；益肾活血丸6g，1日3次，5瓶。

十九诊：2011年4月27日。

其母代诉：LMP 3月1日。最近白带正常，无乳房胀痛，学习较繁忙。

处方1：当归10g，川芎10g，赤芍15g，生地黄15g，桃仁15g，红花6g，牡丹皮15g，刘寄奴20g，香附10g，玉竹15g，葛根30g，菟丝子20g。7剂，每日1剂。

处方2：菟丝子20g，熟地黄15g，当归10g，枸杞子15g，女贞子15g，丹参15g，党参30g，玉竹20g，白芍15g，茺蔚子15g，巴戟天20g，杜仲20g。20剂，每日1剂。接上方服用。

二十诊：2011年5月24日。

其母代诉：停经近3个月，LMP 3月1日。最近学习繁忙，稍有情绪不稳，胃纳一般，眠尚可，二便调。

处方：菟丝子20g，熟地黄15g，当归10g，枸杞子15g，丹参15g，党参30g，玉竹20g，白芍15g，茺蔚子15g，淫羊藿10g，巴戟天20g，葛根30g。20剂，每日1剂。

中成药：胎宝胶囊2粒，1日3次，5盒。

西药：多糖铁复合物胶囊150mg，1日1次，2盒。

嘱：查甲状腺功能五项。

二十一：2011年6月7日诊。

其母代诉：停经94天后月经来潮，LMP 6月4日，未净，量中等，有痛经。稍疲乏，纳欠佳，眠尚可，二便调。5月28日甲状腺功能五项：超敏促甲状腺素（TSH）0.024 mIU/L，总三碘甲状腺原氨酸（Total T_3）3.11 nmol/L，甲状腺素（Total T_4）179.72 nmol/L，游离三碘甲状腺原氨酸（Free T_3）10.12 pmol/L，游离甲状腺素（Free T4）32.08 pmol/L。

处方1：菟丝子20g，熟地黄15g，当归10g，枸杞子15g，女贞子15g，丹参15g，党参30g玉竹20g，白芍15g，炙甘草10g，葛根30g，巴戟天20g。20剂，每日1剂。

处方2：当归10g，川芎10g，赤芍15g，生地黄15g，桃仁15g，红花6g，牡丹皮15g，刘寄奴20g，香附10g，鸡血藤30g，葛根30g，菟丝子20g。7剂，每日1剂。接上方服用。

嘱往甲状腺专科就诊。

二十二诊：2011年6月29日。

其母代诉：LMP 6月4日。经后同服甲状腺药物，近来精神、胃纳改善，带下量中等。

处方1：当归10g，川芎10g，白芍15g，熟地黄15g，党参20g，白术15g，茯苓20g，炙甘草6g，菟丝子20g，枸杞子15g，丹参15g，香附10g。7剂，每日1剂。

处方2：同6月7日处方1，20剂，每日1剂。接上方服用。

中成药：胎宝胶囊2粒，1日2次，10盒；六味地黄丸8粒，1日3次，3瓶。

二十三诊：2011年7月27日。

停经54天，LMP 6月4日。曾在7月10日左右出现下腹胀、乳胀等经兆，但月经未潮。胃纳睡眠均可，带下量中。舌淡红苔白脉细弦。

处方：同6月7日处方1，20剂，每日1剂。

二十四诊：2011年9月6日。

其母代诉：停经3个月，LMP 6月4日。经后同服甲状腺药物。胃纳一般，睡眠尚可，现有下腹胀痛。8月12日甲状腺功能五项：TSH 7.24 mIU/L，Total T_3 1.65nmol/L，Total T_4 90.34 nmol/L，Free T_3 4.77 pmol/L，Free T_4 9.48 pmol/L。

处方：菟丝子20g，熟地黄15g，当归10g，枸杞子15g，女贞子15g，丹参15g，党参30g，玉竹20g，白芍15g，香附10g，巴戟天15g，茺蔚子15g。20剂，每日1剂。

中成药：金匮肾气片4片，1日2次，3盒。

二十五诊：2011年10月25日。

其母代诉：停经4月余，LMP 6月4日。已服甲状腺药4月余。偶有腹胀、乳胀等经兆，月经未潮。余无不适，纳眠可，二便调。

处方：柏子仁15g，卷柏15g，川断15g，熟地黄15g，泽兰15g，牛膝20g，香附10g，菟丝子20g，茺蔚子15g，白芍15g，当归10g，葛根30g。20剂，每日1剂。

中成药：逍遥丸6g，1日2次，5瓶；龟鹿补肾丸4.5g，1日2次，3盒。

二十六诊：2011年12月6日。

其母代诉：停经半年，LMP 6月4日。仍服甲状腺药。11月6日复查内分泌六项：FSH 109.25IU/L，LH 48.51 IU/L，E_2 1pmol/L，P 0.60ng/mL，T 0.47 ng/mL，PRL 5.88 ng/mL。甲状腺功能五项：TSH 2.38 mIU/L，Total T_3 1.66 nmol/L，Total T_4 80.40nmol/L，Free T_3 4.35pmol/L，Free T_4 9.46 pmol/L。

患者正值高三，学习繁忙，自觉精神好，无明显不适，纳眠均可。

拟中西医结合治疗，中药、中药膏方、西药人工周期配合应用。

处方：菟丝子20g，熟地黄15g，当归10g，枸杞子15g，女贞子15g，丹参15g，党参30g，玉竹20g，白芍15g，柴胡10g，巴戟天10g，葛根15g。20剂，每日1剂。

膏方：盐菟丝子150g，熟党参200g，粉葛300g，柴胡100g，肉苁蓉100g，山药150g，熟地黄150g，黄芪200g，酒萸肉150g，醋香附100g，郁金150g，当归100g，淫羊藿100g，百合150g，柏子仁90g，枸杞子150g，盐巴戟天150g，续断150g，沙苑子150g，酸枣仁150g，盐杜仲150g，玉竹150g，鹿衔草150g，丹参100g，茺蔚子50g，女贞子150g，北沙参150g，牡丹皮100g，炙甘草60g，泽兰150g，阿胶300g，龟甲胶150g，西洋参50g，红参100g，冰糖300g，黄酒300mL。1剂。

西药：戊酸雌二醇2mg，1日1次，21天；服戊酸雌二醇第12天起加服醋酸甲羟孕酮2mg，1日2次，10天。停药待月经来潮，月经第5天起进入第2疗程，按上法继续服用戊酸雌二醇及醋酸甲羟孕酮。

二十七诊：2012年1月4日。

其母代诉：LMP 12月29日，6日净，量中等。学习紧张。余各项均同前。仍服甲状腺药。

处方：12 月 6 日处方去柴胡，加杜仲 10g。30 剂，每日 1 剂。分 2 个月服。

西药：戊酸雌二醇 2mg，1 日 1 次，21 天；服药第 12 天起加服醋酸甲羟孕酮 2mg，1 日 2 次，10 天。

二十八诊：2012 年 3 月 6 日。

其母代诉：按前法服药后月经均能来潮，LMP 2 月 19 日（第 3 个人工周期），量中，有痛经。余各项均同前。近期患者学习紧张，压力大。

处方：1 月 4 日处方去杜仲，加肉苁蓉 15g。40 剂，每日 1 剂。分 2 个月服。

嘱复查内分泌。

二十九诊：2012 年 5 月 22 日。

其母代诉：LMP 4 月 12 日。一般情况尚佳。下月高考，现精神紧张。

处方：1 月 4 日处方去肉苁蓉、葛根，加黄芪 20g。30 剂，每日 1 剂。

暂不用西药。

三十诊：2012 年 8 月 21 日。

近 3 个月来月经均能正常来潮。LMP 8 月 13 日，4 天净，量中，色暗红。PMP 7 月 14 日，量中。前次月经（PPMP）：6 月 10 日（高考结束后）。

8 月 21 日复查内分泌三项：FSH 11.38 IU/L，LH 2.99 IU/L，E_2 154.3 pmol/L。B 超：子宫大小尚正常（42mm×28mm×37mm），左卵巢小（25mm×11mm×21mm），右卵巢 45mm×36mm×34mm，见液性暗区 29mm×23mm×28mm，未见异常血流信号。

此前，7 月 19 日（月经第 6 天）复查内分泌三项：FSH 27.15IU/L，LH 8.52 IU/L，E_2 105.0pmol/L。7 月 26 日甲状腺功能五项：TSH 2.921 mIU/L，Free T_3 4.64 pmol/L，Free T_4 9.68pmol/L。

结论：POF 治愈。

建议：服膏方维持治疗，间断服中药。

处方：菟丝子 20g，熟地黄 15g，当归 10g，女贞子 15g，丹参 15g，太子参30g，玉竹20g，白芍15g，柴胡10g，香附10g，巴戟天15g，茺蔚子15g。20剂，每周服2～3剂。

膏方：盐菟丝子150g，熟党参200g，粉葛300g，柴胡100g，肉苁蓉100g，山药150g，熟地黄150g，黄芪150g，酒萸肉100g，醋香附100g，郁金100g，当归100g，益智仁150g，百合150g，柏子仁90g，酒黄精150g，盐巴戟天150g，续断150g，沙苑子150g，炒酸枣仁150g，金樱子肉150g，盐杜仲100g，玉竹150g，鹿衔草150g，茺蔚子100g，女贞子150g，北沙参150g，牡丹皮100g，炙甘草60g，桃仁100g，阿胶250g，龟甲胶100g，西洋参100g，红参100g，冰糖300g，黄酒250mL。1剂。

三十一诊：2012年10月16日。

其母代诉：LMP 9月6日，4天净，量如常。自觉近日有经兆。

处方：菟丝子20g，当归10g，枸杞子15g，山萸肉15g，熟地黄15g，山药20g，茯苓20g，党参30g，玉竹15g，白芍15g，桃仁10g，红花5g，玉竹15g。7剂，每日1剂。

中成药：逍遥散8粒，1日2次，3瓶；血府逐瘀颗粒1包，1日2次，3盒。

三十二诊：2014年8月26日。

其母代诉：2年来月经基本准时来潮，学习紧张时月经延后数日。偶尔自配2012年10月16日方服用。LMP 8月19日，6日净，量中。

处方：菟丝子20g，当归10g，枸杞子15g，山萸肉15g，熟地黄15g，山药20g，茯苓20g，党参30g，玉竹15g，白芍15g，巴戟天10g，香附10g。14剂，每日1剂。

按：本例患者青春期即出现POF，B超检查提示子宫发育不良，右卵巢小，左卵巢未显象，乳房发育不良，考虑为肾气不足兼后天失养所致。张玉珍教授先以补肾健脾、益气养血为法，方用毓麟珠加减，以使脾胃健运，气血恢复。以后基本以补肾健脾、益气养血、调肝活血为治法，以自拟方滋癸益经汤及桃红四物汤行中药周期疗法。2009年10月月经来潮，量少，其后服药8个月月经未来潮。此期间，复查FSH、LH水平仍高、E_2水平低，张教授考虑虽然激素水平不理想，但患者服中药后精神好，纳眠转佳，白带于经间期及经前较平时增多，说明疾病有向好趋势，遂继续守上法行中药周期治疗，平时予滋癸益经汤，配合胎宝胶囊、益肾活血丸，经前予桃红四物汤。连服8个月后，月经来潮，其后月经可恢复至30～50天一行，经量正常。2011年1月复查仍按前法治之，月经2～3月自然来潮一次。2011年6月查出甲状腺功能亢进，仍按前法调经，另由内分泌专科医生治疗甲亢。11月因停经5个月来诊，自诉无特殊不适，自觉精神佳，但升读高三后压力很大，11月6日复查FSH 109.25IU/L，LH 48.51 IU/L，E_2 1pg/L，P 0.60ng/L，T 0.47 ng/mL。张教授考虑患者目前情况与学习压力大有关，仍以滋癸益经汤为基础方，嘱坚持服用，另考虑到患者学习紧张，服食中药不便，故以滋癸益经膏方供病人服用，配合西药人工周期治疗3个月。其后至2012年5月的7个月之间，患者间断服用滋癸益经膏，月经来潮2次。2012年6月10日（高考结束次日），月经来潮。2012年7月10日月经再次来潮，7月19日复查FSH、LH下降，E_2正常。继续服用滋癸益经膏。2012年8月13日月经来潮，8月21日复查FSH、LH、E_2均已正常。B超示：子宫大小尚正常，左卵巢小（治疗前未见显象），右卵巢大小正常。至此，患者已经连续3个月月经正常来潮，复查激素水平正常，B超所见子宫及卵巢都较治疗前明显增大，考虑为POF治愈。张教授继续予滋癸益经汤及滋癸益经膏间或口服以维持治疗。2012年10月16日患者就诊时诉已连续5个月月经正常来潮。张教授考虑患者POF已愈。2014年8月26日其母代诉近2年月经基本正常。

本例患者青春期即出现POF，性器官发育不良，在高中三年间坚持服中药，考上大学2年多以来心情愉快，加上间断服用中药或中成药维持治疗，月经可正常来潮。其临床表现、性激素水平及B超检查均证明其卵巢早衰已获治愈。获此良效，家人及患者均万分高兴。

张玉珍教授治疗卵巢早衰注重肾、肝、脾三经同调，大补气血精，意在调控肾-天癸-冲任-胞宫轴的功能。这是她治疗卵巢早衰的基本思路。以补为主，坚持以滋癸益经汤加减治疗，在恰当的时候以柏子仁丸、桃红四物汤攻补兼施，以利经血下行。卵巢早衰为疑难病，治疗难度大，治疗初期可能数月均未见月经来潮。此时可从患者带下情况、有无经兆及全身症状有无好转方面推断病势。如症状改善，阴液改善，出现带下增多及有经兆等表现，为向好之象。本例患者曾经一度服药8个月未见月经复潮，FSH、LH水平一直高，E_2水平低下，张教授由其全身症状好转、白带增多、间断有经兆等方面认为疾病有向好趋势，坚持既定方针治疗，最终获得疗效。这种方法值得我们思考与借鉴。纵观整个治疗过程，张教授遣方用药均以补养精血、顾护肾气为基本，时时刻刻顾护阴精，避免肾气、阴血的损伤，慎用或不用破血行血、辛温耗散之品。

（赵颖）

三、病案三

钟某，女，24岁。病历ID97732。

患者于2005年4月26日因“停经3月余”开始在外院及我院妇科门诊就诊。当时诊为“卵巢早衰”，症见阴道干涩，性欲减退，形寒肢冷，情志抑郁，偶有烦躁易怒，偶胸胁胀满，偶失眠多梦，面色黧黑。胃纳一般，二便调。性激素检查：FSH 50.60IU/L，LH 28.46IU/L，E_2 147.53pmol/L。2005年染色体检查核型分析无异常。2005年5、6月曾在外院服补佳乐+孕激素周期治疗。G1A1，2004年药流1次。2005年以前月经尚规律。

治疗第一阶段：2006年1月～2007年3月。

2006年1月13日开始因月经稀发、闭经近1年，诊为卵巢早衰，请张玉珍教授诊治，症见烘热汗出，失眠多梦，烦躁易怒，阴道干涩，性欲减退，舌暗红，苔少，脉弦细。2005年12月23日性激素检查：FSH 81.81IU/L，LH 41.46IU/L，E_2 88.78pmol/L。2006年1月彩超示子宫大小正常，双侧卵巢稍小，血流稀少。中医诊断：闭经，西医诊断：卵巢早衰。辨证：肝肾阴虚夹血瘀。中药治以补肾健脾，疏肝活血为法，方用滋癸益经汤（张玉珍教授经验方）加减，药物如下：菟丝子20g，熟地黄15g，当归10g，枸杞子 15g，杜仲 15g，女贞子 15g，丹参 15g，党参 30g，淫羊藿 15g，玉竹 20g，白芍 15g，炙甘草 10g。

经过 3 个月治疗，于 2006 年 4 月 17 日复查性激素示：FSH 14.75IU/L，LH 3.72IU/L，E_2 252.5pmol/L。提示卵巢功能已经接近正常。LMP 27/5–7/6，量少，2 片护垫 / 天。嘱咐 B 超监测卵泡发育，适时房事，把握受孕时机。2006 年 7 月 5 日停经 39 天，查 HCG 定性（+），卵巢早衰治愈并已怀孕。继之补肾健脾安胎至孕 3 个月，B 超检查正常，回江西调养待产。2007 年 3 月 4 日足月剖宫产 1 男婴重 7.6 斤，产后出血约 500mL，未输血。母子健康，并在网上向同伴们报喜。

产后哺乳 7 个月。2007 年 10 月 8 日性激素检查：FSH 9.3IU/L，LH 4.18IU/L，E_2 150.9pmol/L。断奶后 1 个月，2007 年 11 月 5 日来月经。其后月经为 2007 年 12 月 1 日，2008 年 1 月 1 日，2008 年 2 月 11 日。

虽患者年轻，发病突然，但经院内外用激素治疗几个月无效，且病情渐严重。张教授抓住肝肾阴虚夹血瘀的病机，以调经治本，予服用滋癸益经汤，经调而子嗣，顺利怀孕、安胎、分娩，卵巢功能逐渐恢复正常。

治疗第二阶段：2008 年 5 月～ 2008 年 12 月。

2008 年 5 月 12 日，因“产后 1 年余，月经推迟 3 月余”复诊。LMP 2008 年 2 月 11 日，5 天净，量少，血块（+），痛经（–），至今未至。现潮热，易疲乏，眠差，烦躁，胃纳一般，二便调。舌淡暗红，苔薄白，脉沉细。3 月 24 日因上述病情来电咨询张教授，按医嘱在当地做了相关检查，3 月 24 日外院内分泌检查示：FSH 57.29IU/L，LH 41.19IU/L，E_2 3.07pg/mL。4 月 15 日外院 B 超示：盆腔少量积液，双卵巢体积偏小，宫腔强光斑，考虑局部钙化灶。诊断：卵巢早衰（复发），继续拟滋癸益经汤加北芪 30g 以补气生血。带药回江西，连服 3 个月，经期停药。

2008 年 12 月 29 日复诊，从 2008 年 8 月开始停服中药。近 5 月余月经周期、经期均属正常，但经量少。LMP 12 月 22 日，2 天净，量少，咖啡色，仅用护垫。2008 年 12 月 29 日阴道彩超示子宫及双卵巢偏小，宫内膜钙化灶，子宫大小为 34mm×26mm×40mm，卵巢血流阻力指数偏高。2008 年

12月29日性激素检查：FSH 84.49IU/L，LH 29.32IU/L，E_2 88.75pmol/L。

患者因产后劳倦，又奔波于江西与广州间，病情复发。经治疗卵巢功能指标虽改善不显，张教授抓住“经水出诸肾”“故调经之要，贵在补脾胃以资血之源，养肾气以安血之室”等原则，守滋癸益经汤以补肾健脾活血，使患者脏腑、气血得以调补，故月经尚可如期而至。

治疗第三阶段：2009年3月～2013年3月。

2009年3月30日复诊，夫妇再来广州打工和治病。最近3个月月经2009年1月29日，3月1日，3月25日。现眠差，稍微潮热，心烦，口干，余无不适，舌暗红，苔黄少津，脉细。2009年3月30日性激素检查：FSH 87.48IU/L，LH 18.4IU/L，E_2 69.79pmol/L。

患者发病已3年余，前期治疗不足半年怀孕生一男孩，后复发。张教授紧守病机，结合月经周期阴阳气血的变化规律，采用“三补一攻”治法，前3周仍拟滋癸益经汤（处方1）加减治疗，后1周拟桃红四物汤（处方2）加减，如此循环服用。

处方1如下：菟丝子20g，丹参15g，淫羊藿15g，当归10g，枸杞子15g，女贞子15g，生地黄15g，杜仲15g，香附10g，党参30g，玉竹20g，葛根30g。共20剂。人的衰老与“阳明脉衰”关系密切，以玉竹补益阳明胃经，具养阴润燥之功。药理研究提示葛根可扩张血管，从而改善卵巢血供。加玉竹、葛根共奏滋肾补肾、疏肝养肝活血之功。处方2如下：当归10g，川芎10g，赤芍15g，生地黄15g，桃仁15g，红花6g，丹皮15g，刘寄奴20g，香附10g，鸡血藤30g，葛根30g，牛膝15g。共7剂。同时配合滋肾育胎丸或金匮肾气片、益肾活血丸，加强补肾活血，灵活选用。

患者遵循上述治疗方案，一直维持治疗。2009年3月～12月间，月经1～3个月不等可至，2010年月经时间：1月3日，2月9日，3月10日，4月16日，5月29日，6月20日，7月6日。因月经正常，无不适，未复查性激素。其后患者坚持间断服药。患者有生育二胎要求，2012年8月底来诊，已孕3月余，送来锦旗“送子观音”以示感谢。然后转至我院产科做相关产检，并于2013年3月足月剖宫产一女婴，体重6.4斤，身长

49cm，母女平安。

按：卵巢早衰是慢性虚损病，该病病程迁延，中西医均难以治愈，属疑难病。张教授在诊治过程中，紧扣肾脾两虚，肝郁血瘀的主要病机，守滋癸益经汤为基础方加减。“滋癸益经汤”以归肾丸（《景岳全书》）合大补元煎（《景岳全书》）、益经汤（《傅青主女科》）、丹参饮（《妇人大全良方》）化裁而成，由菟丝子、党参、熟地黄、当归、女贞子、枸杞子、淫羊藿、丹参、杜仲、玉竹、炙甘草、柴胡、白芍组成为基础方，随症加减贯穿整个治疗过程。肾肝脾三经同调，使精血得补，瘀血得化，水到渠成则经水自来，达到恢复肾 - 天癸 - 冲任 - 胞宫轴的调节功能。该患者经过间断 7 年余治疗，从未用过激素，虽曾有卵巢早衰复发多次，都能服中药治愈，并能遵医嘱维持治疗。经调而子嗣，生下健康的一男一女，达到了最理想的疗效。张教授临证中发现，卵巢早衰患者经治疗取得一定的疗效或治愈生育后，若不能维持治疗，一旦病情反复，则后续治疗相当棘手。故提出卵巢早衰“维持治疗”至关重要。

（廖慧慧）

四、病案四

俞某，女，31 岁。2013 年 4 月 3 日初诊。

主诉：停经 2 月余。

LMP：1 月 20 日，量中，痛经（+/–），血块（–）。2012 年 12 月换宫内节育器，换环前月经 5 ～ 7/32 ～ 33，量中，痛经（–），血块（–）。3 月 12 日至 3 月 18 日服用黄体酮胶丸至今月经仍未来潮，G3P2A1。

检查：3 月 12 日外院查 HCG（–），B 超示：子宫大小正常，宫内节育器声像。

3 月 26 日本院查激素六项示：FSH 80.4IU/L，LH 55.92IU/L，PRL 226 ng/mL，E_2 106.3pmol/L，P 2.27nmol/L，T 0.717 ng/mL

诊断：卵巢早衰。

辨证：脾肾不足夹瘀。

治法：补肾健脾活血。

处方：盐菟丝子15g，熟地黄15g，当归15g，枸杞子15g，盐杜仲15g，女贞子15g，丹参20g，熟党参30g，淫羊藿10g，粉葛30g，白芍15g，麦芽30g，14剂，每日1剂。

中成药：人胎盘片5盒，10mg，1日1次，口服。

嘱行阴式彩超检查。

二诊：2013年8月19日。

闭经半年。

LMP：2013年1月20日，5天净，量中；PMP：2012年12月10日，5天净，量中。现小腹坠胀，腰酸，偶有乳胀，带下无异常，纳眠可，二便调。舌淡红，苔薄白，脉沉细。2013年6月取环。G3P2A1，无孕求。

2013年6月4日彩超示：子宫无明显异常，内膜厚4mm，环位正，双附件无明显异常。

拟中药治疗，结合人工周期3个月。

中药：盐菟丝子20g，熟地黄15g，当归10g，柴胡10g，玉竹20g，女贞子15g，丹参15g，熟党参30g，淫羊藿10g，醋香附10g，白芍15g，盐巴戟天15g，共20剂，每日1剂。

西药：戊酸雌二醇片2盒，2mg，1日1次，口服。

醋酸甲羟孕酮片40片，4mg，1日2次，口服。

中成药：滋肾育胎丸5瓶，6g，1日3次，口服。

乌鸡白凤丸4盒，1袋，1日2次，口服。

三诊：2014年1月3日。

经过3个月的中西医结合治疗，患者月经分别于2013年9月6日，10月18日，11月20日来潮；LMP：12月18日，6天净，量较前增多，血块（-），腰酸（-）。现无明显不适，纳眠可，二便调。舌红，苔薄白腻，脉沉细。

11月27日性激素三项示：FSH 70.40IU/L，LH 52.48IU/L，E_2 109.5pmol/L。

中药：盐菟丝子20g，熟地黄15g，当归10g，柴胡10g，玉竹20g，女贞子15g，丹参15g，熟党参30g，淫羊藿15g，粉葛根15g，白芍15g，盐巴戟天15g。共20剂，每日1剂。

中成药：滋肾育胎丸5瓶，5g，1日3次，口服。

乌鸡白凤丸2盒，1袋，1日2次，口服。

四诊：2014年2月19日。

LMP：2月1日，6天净，量色质正常。PMP：1月10日，5天净。无明显不适，纳眠可，二便调。舌尖边稍红，苔薄，脉沉细。

中药：盐菟丝子20g，熟地黄15g，当归10g，柴胡10g，玉竹20g，女贞子15g，丹参15g，黄芪30g，淫羊藿15g，盐杜仲20g，白芍15g，盐巴戟天15g。共14剂，每日1剂。

中药膏方：盐菟丝子150g，熟党参200g，粉葛300g，柴胡100g，山药150g，熟地黄150g，黄芪200g，酒萸肉150g，醋香附100g，郁金150g，当归100g，淫羊藿100g，陈皮60g，百合150g，柏子仁90g，枸杞子150g，盐巴戟天150g，续断150g，沙苑子150g，盐杜仲150g，玉竹150g，金樱子肉150g，丹参100g，茺蔚子100g，女贞子150g，北沙参150g，牡丹皮100g，炙甘草60g，泽兰150g，阿胶300g，龟甲胶150g，红参100g，冰糖250g，黄酒250mL，核桃仁150g。1剂。

中成药：滋肾育胎丸6瓶，5g，1日3次，口服。

乌鸡白凤丸4盒，1袋，1日2次，口服。

五诊：2014年9月9日。

病史同前，准备予膏方调理。

LMP：8月30日，5天净，量中，色红，血块（-），腹痛（-）。PMP：7月28日，5天净，量中。诉服2个月膏方后，近5个月月经规律，5/30，量中，色红。无生育要求。纳眠可，二便调，舌淡，苔薄白，脉细。

予复查阴式彩超及性激素三项。

中药膏方：盐菟丝子150g，熟党参200g，柴胡100g，炙甘草60g，山药150g，熟地黄150g，黄芪200g，酒萸肉150g，醋香附100g，郁金150g，当归100g，淫羊藿150g，骨碎补100g，百合150g，核桃仁100g，枸杞子 150g，盐巴戟天 150g，续断 150g，沙苑子 150g，盐杜仲 150g，玉竹 150g，金樱子肉 150g，丹参 100g，茺蔚子 50g，女贞子 150g，北沙参 150g，泽兰 150g，阿胶 300g，龟甲胶 150g，红参 100g，冰糖 300g，黄酒 300mL。1 剂。

中成药：滋肾育胎丸 5 瓶，5g，1 日 3 次，口服。

乌鸡白凤丸 5 盒，1 袋，1 日 2 次，口服。

妇宁康片 5 盒，4 片，1 日 2 次，口服。

上述 3 种中成药交替服用。

六诊：2015 年 1 月 21 日。

现停经 40 天。LMP：12 月 11 日，5 天净，量可。PMP：11 月 8 日，5 天净。自觉腰酸，双乳胀痛，自测尿 HCG（+）。纳眠可，二便调，舌淡红，苔薄白，脉细滑。因已育 2 个小孩，暂无孕求。

2014 年 9 月 9 日检查示：FSH 38.74IU/L，LH 33.64IU/L，E_2 128.7pmol/L。

嘱：复查性激素三项 +HCG+P（结果未返回）。

2015 年 1 月 21 日检查示：HCG 14131IU/L，P28.04 nmol/L，FSH 2.09IU/L，LH 5.51IU/L，E_2 1779pmol/L。

按：患者房劳多产伤肾，劳倦思虑过度伤脾，脾虚则气血生化乏源，精血匮乏，肾阳虚失于温煦，血行滞涩而为血瘀；脾肾阳虚血瘀，导致冲任亏虚，则天癸早竭，胞宫失养则经水早断。《兰室秘藏》曰：“妇人脾胃久虚，或形羸气血俱衰，而致经水断绝不行。”拟滋癸益经汤以补肾健脾活血，加黄芪补脾气，巴戟天温肾填精。

张玉珍教授治疗 POF 以中医治疗为主，对于停经患者，若超过半年未行经，主张中西结合，冀求良效。在辨证使用中药的同时，添加人工周期治疗 3 个月。且因 POF 患者卵巢功能衰退，雌激素水平很低，故人工周期中的雌激素用量比常规周期疗法量要大，这样才会起效。临证时张教授常选用滋肾育胎丸和乌鸡白凤丸配合服用。滋肾育胎丸着重滋肾填精，乌鸡白凤丸重补血养血以图缓效，增强疗效。

在维持治疗中，张教授常选择膏方。膏方多为滋补之剂，适合用于防治妇科虚证或虚中夹实为主的各种妇科病。《景岳全书》指出："妇人以血为主，血旺则经调而子嗣。""欲察其病，惟以经候见之，欲治其病，惟于阴分调之。"治宜滋养肝肾，大补气血精。方选归肾丸、大补元煎、益经汤、丹参饮加减，综合调治肾、肝、脾、气血、冲任、胞宫以充养天癸，逐渐恢复肾－天癸－冲任－胞宫轴的功能。患者经近2年的调治，而获妊娠。

（廖慧慧）

五、病案五

王某，女，20岁，未婚。2008年8月3日初诊。

主诉：月经停闭半年余。

现病史：患者2006年初因"卵泡膜黄素囊肿破裂"在急诊经腹行双卵巢卵泡膜囊肿剔除术，术后3个月月经正常，之后出现月经推后，经量减少，渐至停闭不行，服黄体酮也无经潮，须服雌激素始有月经来潮。LMP：2008年1月。现觉烦躁，眠差，乏力。纳眠可，二便调，舌淡红，尖稍红，苔白，脉细。既往月经规则。否认性生活史。

既往月经规则，初潮14岁，周期30～32天，经期5天，量中，色暗红，无血块，无痛经。

体格检查：第二性征发育好，阴毛分布女性型，外阴发育正常，肛查子宫较细小，无压痛，质中，活动，双附件无及明显异常。

实验室检查：2007年8月外院查内分泌指标示：FSH 73.1IU/L，LH 54.8IU/L，E_2 40.12pmol/L。2008年1月外院复查内分泌指标示：FSH 54.2IU/L，LH 32.2IU/L，E_2 101.9pmol/L。

诊断：卵巢早衰。

辨证：肝郁肾虚血瘀。

治法：补肾疏肝活血。

处方：盐菟丝子20g，熟地黄15g，当归10g，柴胡10g，女贞子15g，丹参15g，黄芪30g，玉竹20g，白芍15g，香附10g，淫羊藿15g，盐巴戟天15g，20剂。每日1剂。

西药：戊酸雌二醇片2mg，1日1次，21天。

醋酸甲羟孕酮片4mg，1日2次，10天。

中成药：妇宁康片5盒，4片，1日2次。

六味地黄丸3瓶，8粒，1日2次。

拟中西医结合调治3个月，来经5天内复诊。

处食疗方：选海参或鱼胶煲瘦肉。

二诊：2008年9月4日。

LMP：9月2日。至今未净，量中，色红，血块（－），腰酸（－），乳胀（－），PMP：2011年11月。现纳眠可，二便调。舌淡尖稍红，苔白，脉沉细。

8月11日本院检查示：FSH 67.08IU/L，LH 45.33IU/L，E_2 95.09pmo/L。

B超示：子宫小，内膜薄，双附件未见包块。

中药：盐菟丝子20g，熟地黄15g，当归10g，柴胡10g，女贞子15g，丹参15g，黄芪30g，玉竹20g，白芍15g，醋香附10g，淫羊藿15g，盐巴戟天15g。20剂，每日1剂。

西药：醋酸甲羟孕酮片4mg，1日2次，10天。

戊酸雌二醇片2mg，1日1次，21天。

中成药：益肾活血丸5瓶，6g，1日2次。

三诊：2008年10月9日。

LMP：10月2～7日。量中，色红，血块（－），痛经（－）。无其他不适。舌淡尖稍红，苔白，脉沉细。

中药：盐菟丝子20g，熟地黄15g，当归10g，柴胡10g，女贞子15g，丹参15g，黄芪30g，玉竹20g，白芍15g，醋香附10g，淫羊藿15g，盐巴戟天15g。14剂，每日1剂

西药：戊酸雌二醇片2mg，1日1次，21天。

醋酸甲羟孕酮片4mg，1日2次，10天。

中成药：益肾活血丸5瓶，6g，1日2次。

四诊：2008年11月7日。

PMP：11月1～5日，量中，色红，血块（–），痛经（–），PMP：10月2～7日，量中，白带少，脱发，无烘热，无出汗，口干，纳可，眠可，二便调。舌淡尖稍红，苔白，脉沉细。

中药：盐菟丝子20g，制何首乌15g，当归10g，柴胡10g，女贞子15g，丹参15g，熟党参30g，玉竹20g，白芍15g，黄芪30g，盐巴戟天15g，盐杜仲20g。20剂，每日1剂。

中成药：人胎盘片5盒，3片，1日2次。

五诊：2008年12月6日。

LMP：11月1～5日（人工周期），量中。无烘热，无出汗，口干，纳眠可，二便调。舌淡红，苔白，脉沉细。

处方1：盐菟丝子20g，制何首乌15g，当归10g，柴胡10g，女贞子15g，丹参15g，熟党参30g，玉竹20g，白芍15g，粉葛根30g，盐巴戟天15g，盐杜仲20g。14剂，每日1剂。

处方2：当归10g，川芎10g，赤芍15g，生地黄15g，桃仁15g，红花5g，牡丹皮15g，鸭脚艾20g，香附10g，鸡血藤30g，粉葛根30g，菟丝子15g。7剂，每日1剂。

按：患者为年青女性，发生卵巢早衰病因明确，乃行双卵巢卵泡膜囊肿剔除术后导致。目前临床越来越多的卵巢早衰病例反映了直接或间接的卵巢手术后对卵巢功能的影响不可忽视。乃患者手术后损伤气血、冲任，致肾不藏精，胞宫失养，则经水早断。又情志受抑，而兼肝郁表现。拟滋癸益经汤加减以补肾疏肝活血，加强巴戟天温肾填精，香附疏肝。

患者年轻，子宫偏小，在辨证使用中药及中成药的同时，添加人工周期3个月，且注重使用血肉有情之品。《素问·阴阳应象大论》云“精不足者，补之以味”，故予人胎盘片口服补肾填精。加强饮食调补，嘱服食海参、鱼胶以厚味填精，滋补阴血，旨在促进子宫发育，使血盈则经脉自至，源泉滚滚。

卵巢早衰是疑难慢性疾病，在自然绝经年龄前患者需维持治疗。对于停经半年的患者，使用人工周期3个月后，仍坚持运用中医妇科“三补一攻”月经调周方法，前3周拟滋癸益经汤（处方1）加减治疗，后1周拟桃红四物汤（处方2）加减，如此循环服用。再结合中成药及食疗，冀其疗效。

（廖慧慧）

六、病案六

彭某，女，29岁。2011年4月20日初诊。

主诉：月经稀发9年余，未避孕未孕5年。

病史：患者于9年前无明显诱因出现月经稀发，于外院查性激素提示：FSH84.60IU/L，E_2 < 20pmol/L，染色体检查正常。之后间断服用西药人工周期治疗，1年前停用激素治疗，间断服中药治疗。末次月经：2011年2月24日。量极少，5天干净。前次月经：2010年3月。现感腰膝酸软，阴道干涩，性欲淡漠，多梦，纳差，二便调。舌质红少苔，脉沉细。

已婚5年，G0。

既往有甲亢病史，已治愈。

2011年1月7日查内分泌示：FSH 55.43IU/L，LH 20.39IU/L，E_2 23pmol/L，P 3.879nmol/L，T 1.09nmol/。B超示：子宫大小正常，双侧卵巢偏小。

诊断：①卵巢早衰；②原发性不孕症。

辨证：肾阴虚血瘀。

处方：柏子仁15g，卷柏15g，续断15g，熟地黄15g，泽兰15g，牛膝20g，香附10g，菟丝子20g，茺蔚子15g，白芍15g，当归10g，粉葛30g。

中成药：滋肾育胎丸5g，1日2次，3瓶。

乌鸡白凤丸6g，1日2次，3瓶。

嘱复查性激素三项。

二诊：2011年4月27日。

服药后自感睡眠改善，仍感阴道干涩，无潮热出汗，胃脘胀，二便调。舌红少苔，脉细。

4月21日复查性激素示：FSH 48.15IU/L，LH 33.86IU/L，E_2 28pmol/L。彩超提示：子宫及卵巢偏小，内膜薄3mm，卵巢血流稀少。

处方1：菟丝子20g，熟地黄15g，当归10g，枸杞子15g，女贞子15g，丹参15g，党参30g，玉竹20g，白芍15g，炙甘草10g，杜仲20g，粉葛根30g。20剂，水煎服，日1剂。

处方2：当归10g，川芎10g，赤芍15g，生地黄15g，桃仁15g，红花6g，牡丹皮15g，刘寄奴20g，香附10g，鸡血藤30g，菟丝子20g，粉葛根30g。7剂，接上方之后水煎服。

三诊：2011年5月26日。

患者服药后于5月22日月经来潮，量少，色鲜红，4天干净，伴腰酸。自感阴道干涩较前好转，纳眠可，二便调。舌质淡苔薄白，脉沉细。

处方：菟丝子20g，熟地黄15g，当归10g，枸杞子15g，女贞子15g，丹参15g，党参30g，玉竹20g，白芍15g，淫羊藿15g，紫河车15g，巴戟天20g。20剂水煎服，日1剂。

四诊：2011年6月30日。

服药后自感阴道干涩消失。末次月经：2011年6月24日。量较前明显增多，色鲜红，无血块，纳眠可，二便调，舌淡苔薄白，脉沉细。

处方：菟丝子20g，熟地黄15g，当归10g，枸杞子15g，女贞子15g，党参30g，玉竹20g，白芍15g，淫羊藿15g，紫河车15g，巴戟天20g，炙甘草10g。20剂水煎服，日1剂。

嘱月经第12天开始于当地行B超监测卵泡发育，若有排卵则应掌握受孕时间同房。

五诊：2011年9月30日。

患者按上方服中药至今，近3月余无月经来潮。末次月经：2011年6月24日。量中等，7天干净。于8月22日因胃部不适行无痛胃镜检查。现症见：纳差，口淡，食后欲呕，眠可，多梦，大便1～2日一行，夜尿1～2次，舌淡红苔薄白，脉滑略数。

即查尿妊娠试验：阳性。

查B超示：宫内妊娠12周余。

诊断：恶阻。

辨证：脾肾虚弱，肝胃不和。

治法：补肾健脾安胎。

处方：紫苏梗10g，砂仁6g，化橘红5g，党参30g，白术15g，茯苓15g，甘草6g，桑寄生15g，菟丝子15g，杜仲10g，续断15g，制何首乌15g。14剂，水煎服。

按：妇人以血为本，卵巢早衰病机复杂，以虚为本，或夹有瘀，本例患者病史较长，初诊时患者表现为肾阴虚为主，《妇人大全良方》云："此由阴虚血弱，阳往乘之，少水不灭盛火，火逼水涸，亡津液。当养血益阴，慎无以毒药通之。"故选用柏子仁丸加香附、菟丝子、茺蔚子、白芍、当归、粉葛根以滋肾益阴，养血活血。服药后月经未潮，说明血枯津亏，无血可下，故后以补肾填精，健脾养血为主治疗。用药调补之后气血渐盛，此时再以养血活血之品以通之，方能达"血盈则经脉自至"之效。治疗过程中密切观察舌脉的变化，辨证为本，当病程日久，阴损及阳，患者的舌象由舌红少苔转变为舌淡苔白，则为阴气渐复，阳气不足之兆，要及时改变治疗方案，加淫羊藿、紫河车、巴戟天等温肾之品以"少火生气"。当治疗后出现了规律的月经来潮，应掌握"的候"，抓住时机，及时助孕，以免错过怀孕的最佳时机。

（史云）

七、病案七

卢某，女，36岁。2010年7月13日初诊。

患者因"取环后未避孕未孕8年，月经延后伴月经期延长2年"就诊。患者2002年取环后至今未避孕未孕，2006年行B超检查提示双侧卵巢巧克力囊肿（左侧40cm×41cm×40mm，右侧60cm×62cm×60mm），于外院行腹腔镜手术治疗，术后6个月复发，又3次于外院行双侧卵巢巧克力囊肿穿刺术，每次于术后 3 ～ 6 个月复发。近 2 年月经周期延后，40 ～ 60 天，经期 7 ～ 10 天，经量多少不等，夹有血块，色暗，无痛经。LMP：2010 年 7 月 8 日。量少，至今未净，色暗，无腹痛，自感烦躁，失眠，记忆力下降，心悸，周身关节不适，阴道干涩伴灼热感，时有烘热汗出，纳可，二便调。舌淡苔白，脉沉细。PMP：2010 年 5 月 19 日。

既往有肺结核病史，已治愈。1997 年结婚，人工流产 3 次，未生育，末次人流：1997 年。

诊断：①继发性不孕；②月经后期；③经期延长；④双侧卵巢子宫内膜异位囊肿。

辨证：肝肾阴虚血瘀。

处方：菟丝子 20g，当归 10g，白芍 15g，玉竹 15g，丹参 15g，熟地黄 15g，党参 30g，葛根 30g，枸杞子 15g，山萸肉 10g，炙甘草 10g。14 剂，水煎服。

滋肾育胎丸 5g，1 日 2 次，3 瓶。

维生素胶囊 1 片，1 日 2 次，2 盒。

嘱查性激素三项。

二诊：2010 年 7 月 27 日。

现仍感潮热，烦躁，眠差多梦，性欲淡漠，阴道干涩，腰酸，纳可，二便调，舌淡苔白，脉沉细。LMP：2010 年 7 月 8 ～ 20 日。

7 月 14 日查性激素示：FSH 51.78IU/L，LH 15.40IU/L，E_2 8pmol/L。

诊断：①继发性不孕；②卵巢早衰；③双侧卵巢子宫内膜异位囊肿。

辨证：肝肾阴虚血瘀。

处方 1：菟丝子 20g，山茱萸 15g，熟地黄 15g，白芍 15g，百合 20g，丹参 15g，枸杞子 15g，沙苑子 15g，党参 30g，麦冬 15g，茯苓 20g，女贞子 15g，珍珠母 30g。20 剂，水煎服。

处方 2：菟丝子 20g，熟地黄 15g，当归 10g，枸杞子 15g，女贞子 15g，丹参 15g，党参 30g，玉竹 20g，白芍 15g，炙甘草 10g，巴戟天 15g，杜仲 20g。10 剂，水煎服。

中成药：滋肾育胎丸 5g，1 日 2 次，3 瓶。

乌鸡白凤丸 6g，1 日 2 次，3 瓶。

三诊：2010 年 9 月 28 日。

服药后自感睡眠明显改善，心悸好转，阴道干涩减轻，仍偶有阴道灼热感，双目干涩疼痛，纳可，二便调。舌淡苔白，脉沉细。

处方 1：菟丝子 20g，山茱萸 15g，熟地黄 15g，白芍 15g，百合 20g，丹参 15g，枸杞子 15g，党参 30g，麦冬 15g，茯苓 20g，女贞子 15g，沙苑子 15g。20 剂，水煎服。

处方 2：菟丝子 20g，熟地黄 15g，当归 10g，枸杞子 15g，女贞子 15g，丹参 15g，党参 30g，玉竹 20g，白芍 15g，炙甘草 10g，巴戟天 15g，沙苑子 15g。20 剂，水煎服。

四诊：2011 年 2 月 22 日。

服药后月经周期规则，经量较前明显增多，4 ～ 5 天干净。近 2 个月月经干净后 3 天有点滴阴道流血，伴下腹胀痛，乳房胀痛，阴道仍有灼热感，睡眠稍差，偶有心悸。舌淡红苔白，脉沉细。

复查性激素三项：FSH 50.34IU/L，LH 30.34IU/L，E_2 23pmol/L。

处方：菟丝子 20g，党参 30g，当归 10g，白芍 15g，女贞子 15g，黄芪 30g，丹参 15g，葛根 30g，巴戟天 15g，黄精 15g，香附 10g，鹿衔草 15g。20 剂，水煎服。

中成药：杞菊地黄丸 8 粒，1 日 2 次，3 瓶。

益肾活血丸 6g，1 日 2 次，3 瓶（广州中医药大学第一附属医院院内制剂）。

五诊：2011 年 3 月 25 日。

现感眠差，易醒，口干，时有尿频，心悸，手麻，纳可，二便调，舌淡红苔白，脉沉细。今日查彩超示：子宫及双卵巢偏小，血流稀少。

膏方：菟丝子 150g，党参 200g，葛根 300g，柴胡 100g，山药 150g，熟地黄 150g，黄芪 200g，山萸肉 150g，香附 100g，郁金 150g，当归 100g，淫羊藿 100g，百合 150g，柏子仁 90g，枸杞子 150g，巴戟天 150g，续断 150g，酸枣仁 150g，沙苑子 150g，玉竹 150g，鹿衔草 150g，丹参

100g，茺蔚子50g，女贞子150g，炙甘草60g，阿胶300g，龟甲胶150g，红参100g，冰糖300g，黄酒300mL。1剂。

六诊：2011年9月7日。

末次月经：2011年8月19日。7天干净，量中等，色淡红，无血块，伴腰酸。现仍感眠差易醒，脱发，双目干涩，口干，大便稀，小便频，舌淡暗，苔薄白，脉细。

今日复查性激素三项：FSH 16.08IU/L，LH 9.26IU/L，E_2 39pmol/L。

处方：菟丝子20g，熟地黄15g，巴戟天15g，白芍15g，百合20g，淫羊藿10g，丹参15g，党参30g，茯苓20g，女贞子15g，黄芪30g，玉竹15g。20剂，水煎服。

服药后继续用膏方调治。

膏方：菟丝子150g，党参200g，葛根300g，柴胡100g，山药150g，熟地黄150g，黄芪200g，山茱肉150g，香附100g，郁金150g，当归100g，淫羊藿100g，百合150g，柏子仁90g，枸杞子150g，巴戟天150g，续断150g，杜仲150g，石斛100g，沙苑子150g，玉竹150g，丹参100g，茺蔚子50g，女贞子150g，北沙参150g，防风100g，炙甘草60g，阿胶300g，龟甲胶150g，红参100g，冰糖300g，黄酒300mL。1剂。

七诊：2012年5月29日。

服药后近半年月经规律，经量较前增多，现停经48天，自感腰酸，纳差，末次月经：2012年4月11日。量中等，色淡红。舌淡红苔薄白，脉细滑。

查尿妊娠试验阳性，查B超示：宫内妊娠7周，活胎，右卵巢巧克力囊肿。

给予滋肾育胎丸安胎治疗。

2012年12月11日因胎膜早破剖宫产一子，重2.4kg。

2014年9月4日复诊：生产后半年月经复潮后尚规律，现停经4月，外院复查内分泌提示卵巢早衰复发，现继续治疗中。

按：手术的创伤是导致卵巢早衰的原因之一。卵巢功能衰退最早可以表现为月经失调，如经期延长、月经后期、月经过少、闭经等。本例患者经历了数次卵巢手术创伤、数次人工流产，屡伤气血，以致出现了天癸早竭，经水早断的先兆。但患者在出现了月经失调之后能够及时就诊，病从浅治，所以也取得了较为满意的疗效。

膏方是传统的养生保健与治疗的重要手段，以滋补为主，尤其适用于慢性疾病的长期调治，在卵巢早衰的治疗中存在较大的优势。患者最初表现为一派阴虚内热的症状，如烦躁失眠，潮热汗出，阴道灼热等，故以滋肾益阴，养血活血为法。《景岳全书》云："善补阴者，必于阳中求阴，则阴得阳升，而泉源不竭。"故接下来又在补肾阴的基础上加入少许温肾之品，力求阴平阳秘，达到"以平为期"。该患者服用了一段时间的开路药之后，阴阳之偏颇得到纠正，脾胃功能健运，此时适合用膏方长期调治，以补正救偏，缓图取效。卵巢早衰病机复杂，是整个肾-天癸-冲任-胞宫轴功能的早衰，治疗困难，即使短期内治愈之后也容易复发，需要长期服药。该患者在怀孕生子之后未继续服药，最终出现了病情反复，应引起临床的重视。

（史云）

八、病案八

黄某，女，39岁，企业家。2011年9月1日初诊。

既往月经规律，自2008年起月经推后，40余天一行。自诉2010年性激素六项检查异常。当时末次月经：2011年7月17日（黄体酮催经）。量中，有血块。烦躁易怒，经前乳房胀痛，难眠，阴道干涩。舌暗红苔白腻，脉细。中药7剂后未复诊，后曾在他处服中药及黄体酮等治疗。未效。

2012年6月21日我处复诊，LMP 2012年6月18日（黄体酮催经）。阴道干涩，便秘，口干。舌暗红苔薄白边有齿印，脉弦细。

2011年10月27日检查示：FSH 45.40mIU/mL，LH 8.89mIU/mL，E_2 80.00pmol/L，PG 0.34ng/mL，PRL 16.39ng/mL，T 34.35ng/dl。

2012年6月21日检查示：FSH 68.41 mIU/mL，LH 28.66 mIU/mL，E_2 81 pmol/L。

诊断：月经后期。

辨证：肝肾阴虚，脾虚夹瘀。

治法：滋养肝肾，健脾活血。

处方：当归 10g，白芍 15g，生地黄 15g，女贞子 15g，菟丝子 20g，淫羊藿 15g，杜仲 15g，党参 15g，丹参 15g，柴胡 10g。

服法：每日 1 剂，水煎 2 次，分服。饮食以清润为宜，忌辛辣刺激。

二诊：2012 年 7 月 25 日。

服上方 1 月，诉阴道干好转，大便调，口干苦减轻。下腹、乳腺胀痛如经兆。适当加以活血调经药物。

三诊：2012 年 9 月 1 日。

诉服药 1 周, 8 月 3 日经至。顿觉舒畅，量中如常。阴道干涩，大便干，性欲改善较明显，白带有拉丝样改变。

2012 年 8 月 7 日检查示：FSH 41mIU/mL，E_2 122pmol/, LH 6.69mIU/mL。

2012 年 9 月 26 日检查示：FSH 17.05mIU/mL，LH 10.27mIU/mL，E_2 171pmol/L。

2012 年 10 月 14 日（月经第三天）检查示：FSH 16.47mIU/mL，E_2 277pmol/L，LH 2.67mIU/mL。

随访：随后 2 个月月经规律，后因未坚持服药，停药一段时间后指标再次上升。后再服药指标改善均不明显。

按：本病辨证为肝肾阴虚，脾虚夹瘀。属虚实夹杂证。肝肾阴精亏虚，经血乏源，滋润不足，故见月经迟来，阴道干涩；水火不相济，故见烦躁易怒，失眠。脾虚气血生化不足，气虚无力推动血行，故日久成瘀。通过滋养肝肾，健脾活血治疗，服药 3 个月 FSH、LH 水平下降，E_2 上升。且月经较规律，阴道干涩、大便干、性欲改善明显。因此，对于激素不论异常到何地步，均可以试用中药调理 3 个月至半年看反应如何。不要轻易放弃。如有反应继续坚持治疗，而且随访发现：坚持治疗对于该病预后特别重要。

（陈丽霞）

第七章　卵巢早衰的中医药研究展望

国内卵巢早衰的相关研究始于20世纪70年代。近10年来，关于卵巢早衰的文献急剧上升，每年不少于100篇。一方面归结为医学技术及诊断水平的发展，另一方面也说明卵巢早衰的发病率越来越高。据相关研究POF总的发生率为1%～3%，且发病率有逐年上升的趋势。发病越来越倾向于年轻化，给患者及家庭带来极大的身心负担。因而备受医学界的关注。

目前对于卵巢早衰的发病机制尚不完全明确，因此并没有找到一种确切的方法来治愈POF。西医认为，POF的病因可以归结为以下几点：感染因素、免疫机制、染色体异常、遗传因素、医源性因素（药物、手术）等，治疗主要以激素替代疗法为主。激素疗法起效快，但激素治疗有增加子宫内膜癌、乳腺癌等发生率的可能，患者有所顾虑，影响接受意欲，希望寻求有效的中医药治疗。这也是目前中医学者关注的热点和难题。

关于“卵巢早衰”相应中医病名及内涵的探讨，应当基于罗元恺教授所提出并逐渐为国内中医界同行所公认的“肾－天癸－冲任－胞宫轴”理论进行。若由行业组织牵头讨论，明确了病名概念，确定了专病，将有助于该病的病因病机、治疗等一系列相关问题的研究。

在未来的研究中，可以考虑从以下几方面着手：

一、“卵巢早衰”相应的中医病名

随着学术的发展和中西医之间的互相渗透，现代中医妇科学界根据《内经》相关条文提出了“肾－天癸－冲任－胞宫轴”新理论并已被认同。“卵巢早衰”相应中医病名的界定应当基于该理论，可以由行业学会牵头组织专家论证。我们认为，从胞宫的特性来说，其所涵盖的范围不仅是子宫。公认胞宫与女子胞同义，女子胞为奇恒之腑，特点是能藏能泻，亦藏亦泻，藏泻定时。从该特点看，非独子宫有此定期藏泻的特点，卵巢亦然。故胞宫与子宫不能混为一谈，应将胞宫界定为内生殖器的概称，涵盖卵巢、输卵管。这样较为符合中医妇科的思维及临床应用，使女性性腺卵巢在中医妇科学中有其解剖和功能方面的表述，以使对疑难病症如PCOS、POF、内异症、癥瘕的中医病机认识得到深化，对其治法有所创新。张玉珍教授主编的教材已明确了相关问题。

张玉珍教授根据《内经》关于月经产生与竭止由天癸的“至”与“竭”所决定之意，从2002年指导博士研究生史云等陆续开展自拟的经验方滋癸益经汤治疗卵巢早衰的临床与实验研究，至今已10多年，取得了较好的临床疗效和实验数据。她认为卵巢早衰的病源在于天癸竭，最终导致生殖轴的功能早衰，治疗上肾肝脾三经同调，大补肾水，重治气血精以滋养天癸，便能振废启衰。至于卵巢早衰相应的中医病名，在2008年1月被邀请参加“海峡两岸中医妇科学术研讨会”时张玉珍教授做了题为“浅谈中医药对卵巢早衰（经水早断）的防治”的讲座，其后在国内学术交流会“中医‘治未病’在防治卵巢早衰中的应用”一文中，均以《傅青主女科》“经水早断”为卵巢早衰相对应的中医病名，这是她的学术观点，供同道参考。

二、建立标准

全面系统地整理了历代中医对本病的理论及临床经验，建立诊疗标准和中医证候标准。现一直未有疗效标准，可以通过学会组织，形成专家共识，进而设立学会的诊断、辨证、疗效标准。

三、探讨发病机理

包括原发性卵巢功能不全和继发性的卵巢功能损伤（如自身免疫性疾病、骨髓移植等的药物损伤）。需要进行多学科合作、跨专科研究，利用基因组学、代谢组学、蛋白质组学研究方法，从神经－内分泌－免疫调节、基因调控等领域，寻找其关键环节。

四、临床研究

对病因病机、辨证分型、治则、治法进一步研究，通过多中心、大样本的研究，来摸清该病的主要病因病机或是疾病发展不同阶段的病机、常见证型，在当前阶段该用何种治则（补虚或攻补兼施）、治法（是滋补肾阴为主，还是补肾为主，或大补气血精，补肾、疏肝、扶脾之间的关系）等。从中医基础理论入手，研究服药方法、时间、生活起居配合对疗效的影响。并对一些公认治疗有效的方剂进行研究。

五、中医“治未病”思想在防治卵巢早衰中的应用

从“三级预防”的理念出发，“未病先防”方面可结合体质学说对卵巢功能减退的病人进行研究，“既病防变”方面进行治法、方药的研究，而对于临床治愈的病人研究如何“瘥后防复”，尤其是对如何“维持治疗”等问题进行研究。基于以上思考，我们曾提出“围早衰期”概念，这个时间该如何界定，有何临床意义？这些问题都很值得探讨。

六、情志疗法在卵巢早衰防治中的应用

在临床中可以发现情志致病因素对卵巢早衰发生和预后的影响都是不容忽视的，如学习压力过大，竞争激烈，家庭关系紧张，或是受到强烈、持久的刺激等是导致卵巢早衰的原因之一。情志调节也是维持治疗的有效措施。有必要研究情志疗法在卵巢早衰防治中的应用，探讨在哪个阶段、以何种方式进行情志治疗。

七、饮食调补在卵巢早衰中如何应用

卵巢早衰与“阳明脉衰”相关。《脾胃论》：“百病皆由脾胃衰而生。”又《素问·阴阳应象大论》云：“形不足者，温之以气；精不足者，补之以味。”如何在辨证使用中药、中成药的基础上，配合饮食疗法调治卵巢早衰，值得进一步研究。

八、组织学会活动

可由学会组织，设立在自愿基础上建立起来的有领导、有组织、有经费的协作组，组织申报国家级等各级科研课题，进行专题研究，定期交流，促进行业对该病的认识水平提高。

（赵颖）

下篇

卵巢早衰相关专题研究

补肾健脾、调肝活血法治疗卵巢功能早衰30例临床观察

（一）资料与方法

1. 一般资料

选择2003年3月～2005年3月就诊于广州中医药大学第一临床医学院妇科门诊的卵巢早衰患者共30例，其中原发性不孕6例，继发性不孕4例，合并垂体微腺瘤者2例，有风湿病史者3例，曾行试管婴儿促排卵治疗者1例，曾因白血病行骨髓移植治疗者1例。回顾性调查曾使用过西药人工周期半年的卵巢早衰患者8例作为对照组，其中原发性不孕2例，继发性不孕1例。经统计学分析，各组在年龄、病程、生育情况间无显著性差异（$P>0.05$）。

2. 诊断标准

患者年龄＜40岁，连续2次（间隔1月以上）血清FSH＞40IU/L或伴有$E_2<50\sim70$pmol/L即可诊断本病。

3. 纳入标准

符合诊断标准，既往有过规律月经，且近2个月内未使用激素者。

4. 排除标准

（1）年龄≥40岁或原发性闭经者。

（2）染色体核型异常者。

（3）先天性生殖器发育异常，或后天器质性病及损伤而致的原发或继发性闭经者。

（4）合并有心肝肾和造血系统严重疾病、精神病患者。

（5）对多种药物过敏或已知对本药组成成分过敏者。

（6）不符合纳入标准，未按规定服药，无法判断疗效或资料不全等影

响疗效判断者。

5. 症状评分标准

表1　症状分级评分标准

症状	症状分级记分标准			
	0分	4分	8分	12分
烘热汗出	无	每天发作<3次	每天发作3～6次	每天发作≥7次
烦躁易怒	无	偶有	经常有，但可坚持日常生活工作	整日心烦不宁，影响日常生活
阴道干涩	无	轻微，不影响性生活	影响性生活	不能性生活，影响日常生活
		1分	2分	3分
腰膝酸软	无	偶有	经常出现，但不影响生活和工作	频繁出现，影响生活和工作，需治疗
眩晕耳鸣	无	偶有	经常出现	眩晕耳鸣持续
面浮肢肿	无	偶有	经常出现，不影响生活	影响生活，需治疗
健忘	无	偶有	经常忘事，不影响生活工作	事过即忘，影响生活工作
失眠	无	睡眠时常觉醒或睡而不稳，晨醒早但不影响工作	睡眠不足4小时，能坚持工作	彻夜不眠，难以坚持工作
心悸	无	偶有	经常出现，不影响生活和工作	频繁出现，影响生活和工作，需治疗
			1分	
胸闷	无		有	
盗汗	无		有	
乏力	无		有	

续表

症状	症状分级记分标准			
	0分	4分	8分	12分
忧郁寡欢	无		有	

（二）研究方法

1. 治疗方法

治疗组：全部病例给予补肾健脾、调肝活血中药汤剂加减归肾丸口服，基础方：菟丝子15g，淫羊藿15g，党参30g，枸杞子15g，女贞子15g，柴胡10g，丹参15g，炙甘草6g。连续服用6个月。

对照组：曾使用过西药人工周期的卵巢早衰患者，基本方案为：每天口服乙烯雌酚1mg，共21天，后10天每天加用安宫黄体酮10mg，连续服用6个月。

2. 观察指标

（1）临床疗效观察：证候疗效判定参考国家药品监督管理局2002年发布的《中药新药临床研究指导原则（试行）》及《中医妇科学》（七版教材）中的相关标准制定：

①痊愈：症状、体征基本消失，月经恢复正常周期，内分泌恢复正常，或不孕患者妊娠。

②显效：症状、体征明显好转，证候积分减少≥70%，半年内月经来潮2次以上，内分泌未恢复正常。

③有效：症状、体征好转，证候积分减少≥30%，半年内月经来潮1次或1次以上。

④无效：症状、体征无明显改善，甚或加重，证候积分减少<30%。

计算公式采用尼莫地平法：[（治疗前积分－治疗后积分）/治疗前积分]×100%。

（2）血清FSH、LH、E_2水平测定：电化学发光法测定（Elecsys全自动电化学发光免疫分析仪，瑞士Roche公司生产）。

3. 统计学分析

采用 SPSS11.0 统计软件，计量资料采用 T 检验，计数资料采用卡方检验。计量资料两组间均数比较采用独立样本的 T 检验，治疗前后的比较采用配对的 T 检验。

（三）结果

1. 二组患者一般情况比较

各组年龄分布情况，见表 2。

表 2　各组年龄比较（$\bar{x}\pm S$）

组别	21 岁～	30 岁～	35～39 岁	最小年龄	最大年龄	平均年龄
	n（%）	n（%）	n（%）			$\bar{x}\pm S$
治疗组 (n=30)	5(16.7)	15(50.0)	10(33.3)	21	39	32.5000±2.3406
对照组（n=8）	1(11.1)	4(44.4)	4(44.4)	21	39	31.7500±5.1012

各组年龄分布差异无显著性（$P > 0.05$）。

2. 两组病程比较

结果见表 3。

表 3　两组病程比较（$\bar{x}\pm S$）

组别	1 个月～	25 个月～	49~120 个月	最短病程	最长病程	平均病程
	n（%）	n（%）	n（%）			$\bar{x}\pm S$
治疗组 (n=30)	15(50.0）	4（13.3）	11（36.7）	2	120	72.1908±32.4579
对照组（n=8）	2（25.0）	1（12.5）	5（62.5）	24	96	70.7586±23.6891

两组病程比较，差异无显著性（$P>0.05$）。

3. 两组生育情况比较

结果见表 3。

表 3　两组生育情况比较

组别	足月分娩 n（%）	A_0 n（%）	流产（例）		
			A_1	A_x（$x \geq 2$）	合计
治疗组（n=30）	10（50.0）	4（20.0）	3（15.0）	3（15.0）	20
对照组（n=8）	2（40.0）	1（20.0）	1（20.0）	1（20.0）	5

注：A_0 表示未曾流产，A_1 表示流产一次，Ax 表示流产 2 次或 2 次以上。

各组生育情况比较，无显著性差异（P>0.05）。

4. 临床疗效观察

（1）治疗组治疗前后症状积分的变化

结果见表 5。

表 5　治疗组治疗前后各症状积分变化（$\bar{x} \pm S$，n=30）

症状	治疗前积分	治疗后积分
烘热汗出	5.5714±2.3637	4.2857±2.8656*
烦躁易怒	1.7143±2.0158	1.0000±1.7638$^{\Delta}$
阴道干涩	5.5714±2.5156	2.2857±2.5365*
腰膝酸软	1.0000±0.7698	0.6429±0.6785$^{\Delta}$
眩晕耳鸣	0.7143±0.7629	0.4643±0.5762
面浮肢肿	0.2222±0.4237	0.1481±0.3620
健忘	0.3929±0.6853	0.2857±0.5345
失眠	1.1071±0.9165	0.4286±0.5727*
心悸	0.8571±0.8909	0.5714±0.6901$^{\Delta}$
胸闷	0.2500±0.4410	0.7140±0.2623$^{\Delta}$
盗汗	0.2857±0.4600	0.0714±0.2623$^{\Delta}$
忧郁寡欢	0.3333±0.4804	0.2222±0.4237

注：与治疗前相比，ΔP＜0.05；与治疗前相比，*P＜0.01。

（2）治疗组治疗前后症状总积分的变化

结果见表6。

表6　治疗组治疗前后症状总积分变化（$\bar{x}\pm S$，n=30）

	治疗前	治疗后
症状总积分	21.0357±7.2545	10.5000±7.3912$^{\Delta}$

注：Δ与治疗前相比，ΔP＜0.01。

（3）治疗组治疗后月经恢复情况

结果见表7。

表7　治疗组治疗后月经恢复情况

半年内月经来潮次数	≥3	2	1	0
例数（n）	4	7	10	9

（4）血清内分泌水平变化

结果见表8。

表8　治疗前后血清内分泌水平变化（$\bar{x}\pm S$）

项目	治疗组（n=21）		对照组（n=8）	
	治疗前	治疗后	治疗前	治疗后
FSH（IU/L）	74.7810±25.5264	49.5395±32.2582$^{\Delta\Delta}$	64.8700±27.2709	75.1463±27.2292
LH（IU/L）	36.5100±24.4783	24.2781±18.1151	52.4825±24.3712	31.1988±19.8939
E_2（pmol/L）	70.5067±72.9013	180.8548±216.3256$^{\Delta}$	74.9300±55.5087	63.2475±51.7451*

注：与治疗前相比，ΔP＜0.05；ΔΔ与治疗前相比，ΔΔP＜0.01；与治疗组治疗后相比，*P＜0.05。

（5）治疗组治疗后总疗效

结果见表 9。

表 9　治疗组治疗后总疗效

	痊愈（例）	显效（例）	有效（例）	无效（例）	总有效率（%）
治疗后	6*	7	13	4	86.67

注：其中 3 例不孕症患者妊娠。

（四）讨论

1. 肾脾亏虚，肝郁血瘀为卵巢早衰病机特点

卵巢早衰散见于中医学之“闭经”“月经后期”“月经过少”“不孕”“年未老经水断”等病证中。《内经》云：“肾脉微涩，为不月。”又云：“月事不来者，胞脉闭也。”并在许多章节对闭经原因进行论述，认识到闭经可由纵欲、大脱血、心理失调等因素，导致心脾肝肾功能紊乱而引起，还提出了以四乌鲗骨一藘茹丸治疗血枯经闭，开创了治疗闭经的先河。卵巢早衰为闭经诸多病因中最为严重的一种，常常为卵巢功能由下降、衰退、渐至衰竭的过程，中医认为是肾阴阳精血亏损的严重结果，如《素问·五常政大论》曰：“阴精所奉其人寿，阳精所降其人夭。”《景岳全书》又云：“及其甚也，则四脏相移，必归脾肾。”“五脏之伤，穷必及肾，此源流之必然，即治疗之要着。”因而在卵巢早衰的发病过程中，往往出现多脏受累，脏腑、气血、经络、胞宫功能先后失常，同时由于本病病程长，久治难愈，并可带来不孕、阴道干涩、性生活不和谐甚至影响家庭的稳定。患者往往会对生活丧失信心，产生悲观、抑郁、情绪低落。因此，本病的发生与肾、脾、肝的关系最为密切。

《妇人大全良方》云：“妇人以血为基本。”《内经》云：“月事不来，胞脉闭也。”胞脉即络于子宫的血脉，月经以血为用，气血亏乏，则经血无以化，胞脉失于阴血的濡养闭塞不通而致经闭。女性有经孕产乳的生理特点，胎孕离不开精血的濡养，乳汁为气血所化生。《内经》又云：“妇人之生，有

余于气，不足于血，以其数脱血故也。”因此血为妇女生理的基础，阴血易虚，经孕产乳生理的正常又需血液运行的正常，虚则无有不滞，血虚常可致瘀，血虚日久常常出现血脉闭塞，同时肾脾虚，肝郁均可致瘀。因此卵巢早衰患者存在着血虚和血瘀的病理基础。其主要的病机为肾脾亏虚，肝郁血瘀，导致天癸竭，任虚冲衰，胞宫失养，源断其流。

2. 补肾健脾，调肝活血法为卵巢早衰的有效治疗方法

基于以上理论，我们采用具有补肾健脾，调肝活血作用的加减归肾丸治疗卵巢早衰，取得了可喜的疗效。多数患者经治疗后症状明显好转，生活质量改善，尤其在改善患者潮热汗出、阴道干涩等围绝经期症状方面疗效显著，这充分体现了中医整体观和辨证论治的特点。《医学正传》云：“月水全借肾水施化，肾水既乏，则经血日以干涸。”故本方以菟丝子、淫羊藿、女贞子、枸杞子调补肾之阴阳，填精补血，使肾精充盛，精血俱旺，水盛火自灭，阴平阳自秘；脾胃为后天之本，气血生化之源，月经以血为用。《兰室秘藏》曰：“妇人脾胃久虚，或形羸气血俱衰，而致经水断绝不行。”故配以党参、炙甘草健脾益气，以益气血生化之源，补后天以养先天；肝藏血，司血海，主疏泄，肝体阴而用阳，故以柴胡调达肝气以实肝用，枸杞子补精血养肝以实肝体；丹参活血通经，正如《妇科明理论》曰“一味丹参散，功同四物汤”，回归“妇人以血为基本”“四物汤为调经基础方”之本义，使“气通血活，何患不除”。全方补肾不忘培脾，补血兼以活血，疏肝兼以养肝，肾肝脾三经同调，使精血得补，瘀血得化，水到渠成则经水自来。这充分体现了中医学“谨守病机”和“谨查阴阳所在而调之，以平为期”的宗旨。

本病由于临床少见，病例收集困难，加上研究条件所限，没有设立同期对照组，今后将扩大样本量，争取设立同期对照，进一步深入研究。

（史云、张玉珍）

加减归肾丸含药血清对卵巢颗粒细胞凋亡的影响

卵巢的颗粒细胞对维持女性的生殖功能起着重要的作用，其分泌的雌激素对生殖器官发挥广泛的生理作用。当各种原因损伤卵巢功能时，将导致颗粒细胞凋亡加速，分泌雌激素的能力下降，发生卵巢功能减退甚至卵巢早衰，严重地影响了广大妇女的健康甚至家庭的稳定。具有补肾健脾，调肝活血作用的加减归肾丸是基于传统的中医药理论及实践的总结，前期的临床研究显示，其能够显著改善卵巢早衰患者的卵巢功能，改善临床症状，调节内分泌，并能使少数不孕症患者妊娠，临床总有效率达86.67%。为了进一步探讨其作用机理，本研究通过离体实验研究，从影响颗粒细胞凋亡的角度初步探讨其疗效机制。

（一）材料与方法

1. 实验动物

A：健康幼年Wistar大鼠，雌性，SPF级，21～25日龄，体重50～60g；B：健康成年Wistar大鼠，雌性，SPF级，体重180～200g，均由北京市维通利华实验动物技术有限公司提供，许可证编号2002-0003。

2. 实验药物及试剂

Hanks液、磷酸盐缓冲液（PBS）：实验室自行配制；胎牛血清、DMEM：HyClone公司；Ham F12培养基：北京清大天一生物技术有限公司；胰蛋白酶：Gibico公司；BCL-2一抗、二抗：北京中杉金桥生物技术有限公司；异硫氰酸荧光素（FITC）：北京宝赛生物技术有限公司；连接素（Annexin）V、PI：北京宝赛生物技术有限公司；加减归肾丸：主要成分有菟丝子15g，淫羊藿15g，党参20g，枸杞子15g，女贞子15g，柴胡10g，丹参15g，炙甘草6g。药材均购自北京市同仁堂药店。滋肾育胎丸：广州中药一厂生产；注射用尿促性素（HMG）：丽珠集团丽宝生物化学制药有限公司。

3. 实验仪器

超净工作台：北京半导体厂；CO_2 培养箱：北京半导体厂；24孔细胞培养板：costar 公司；倒置显微镜：北京泰克仪器有限公司；倒置荧光显微镜（DC200）：Leica；流式细胞仪（FACS Calibur）：美国 BD 公司。

4. 实验方法

（1）中药含药血清的制备：加减归肾丸药材经水煎煮，浓缩，制备为 1g/mL 浓度的药液。对照组：滋肾育胎丸研成细末，用水溶解配制成浓度为 0.1g/mL 的混悬液。给予幼年大鼠（A）灌胃，空白组灌胃等量的生理盐水以获得空白对照血清。大鼠灌胃给药剂量分别相当于临床等效剂量（根据“人和动物体表面积折算的等效剂量比率表”计算）的 2 倍及 1/2。

每组 6 只动物，分组如下：加减归肾丸高剂量组：每次灌胃加减归肾丸 1mL，每日 2 次，间隔 6 小时；加减归肾丸低剂量组：每次灌胃加减归肾丸 0.5mL，每日 1 次；滋肾育胎丸高剂量组：每次灌胃滋肾育胎丸混悬液 1mL，每日 2 次；滋肾育胎丸低剂量组：每次灌胃滋肾育胎丸混悬液 0.5mL，每日 1 次；空白组：每次灌胃生理盐水 1mL，每日 1 次。连续给药 5 天，于第 5 天采血前禁食 12 小时，1 次灌胃全天剂量，给药 1 小时后乙醚麻醉，下腔静脉取血。离心（2500rpm）后分离血清，经 56℃，30 分钟灭活，过滤除菌，分装后置 -20℃冰箱冰冻保存。

（2）实验方法：将健康成年大鼠（B）每天进行阴道细胞涂片，筛选出处于动情前期的大鼠进行试验。脱颈椎处死动物，迅速浸入 75% 酒精中约 5 秒，移入超净工作台，无菌条件下将大鼠卵巢切除，用 Hanks 液洗去血块及脂肪组织。然后在解剖显微镜下分离成熟卵泡，Hanks 清洗后用镊子撕破卵泡，将卵泡液及颗粒细胞一同冲洗到 Hanks 液中，低速离心（800rpm）3 次，弃上清，收集颗粒细胞。

将颗粒细胞用含 10% 胎牛血清及青链霉素的 DMEM/F12（1 ∶ 1）培养基调成 5×10^5 个 /mL 密度，接种于 24 孔细胞培养板中（用于检测 BCL-2

的细胞培养孔预先加入一盖玻片）。每孔 1mL，置于 37℃、5%CO_2 培养箱中恒温培养。24 小时后给予细胞换液并分为 6 组，每组 5 孔，分别加入含 10% 的含药血清培养基：加减归肾丸含药血清高、低剂量、滋肾育胎丸高、低剂量、空白血清、HMG（每毫升培养基含 HMG1.5 单位），置于 37℃、5%CO_2 培养箱中继续培养。

（3）颗粒细胞凋亡率的测定：将加药刺激 6 小时后的 6 组细胞用 0.25% 胰蛋白酶消化，用 4℃预冷的 PBS 将细胞调成 10^5 个 /mL 密度。取 1mL 细胞，1000rpm，4℃离心 10 分钟，弃上清。加入 1mL 冷的 PBS，轻轻震荡使细胞悬浮。1000rpm，4℃离心 10 分钟，弃上清。将细胞重悬于 200μL binding buffer。加入 10μL Annexin V–FITC 和 5μLPI，轻轻混匀，避光室温反应 15 分钟或 4℃反应 30 分钟。加入 300μL binding buffer，在 1 小时内上机检测各组细胞的凋亡率。

（4）BCL–2 蛋白表达的测定：6 小时后取出细胞培养孔中的盖玻片，用 PBS 室温下洗 2 ～ 3 次，4% 多聚甲醛（用 PBS 稀释）4℃固定 15 ～ 20 分钟，PBS 洗 5 分钟共 3 次。10% 羊血清（PBS 稀释）＋ 0.3%Triton–X100 封闭，室温 30 分钟～ 1 小时。加一抗 1 ： 80（PBS 稀释）＋ 0.5% Triton–X100 4℃过夜。PBS 洗 10 分钟，共 3 次。加入二抗，FITC 1∶100（PBS 稀释），室温 1 小时。PBS 洗 10 分钟，共 3 次。封片，荧光显微镜下观察拍照。

（5）统计学分析：采用 SPSS11.5 统计软件，计量资料采用 T 检验，计量资料两组间均数比较采用独立样本的 T 检验，治疗前后的比较采用配对的 T 检验。

（二）结果

1. 颗粒细胞凋亡率

各组中颗粒细胞凋亡率的测定结果见表 10。从表中可看出，加减归肾丸低剂量组含药血清凋亡率最低，与加减归肾丸高剂量组及滋肾育胎丸组、空白大鼠血清组相比均有显著性差异（$P < 0.01$，$P < 0.05$）。表明加减归肾丸含药血清可抑制卵巢颗粒细胞的凋亡率。

表 10　各组颗粒细胞凋亡率的比较（$\bar{x}\pm S$）

组　别		n	凋亡率（%）
加减归肾丸含药血清组	高剂量	5	48.65±2.85$^{\Delta}$
	低剂量	5	34.39±6.37
滋肾育胎丸含药血清组	高剂量	5	53.57±5.54$^{\Delta}$
	低剂量	5	53.70±4.28$^{\Delta}$
空白血清组		5	47.40±2.84$^{\Delta}$
HMG 组		5	43.79±5.23

注：与加减归肾丸低剂量量组含药血清比较，$\Delta P<0.05$。

2.BCL–2 蛋白的表达

各组 BCL–2 蛋白的表达（Photoshop 图像分析）结果见表 11。从表中可看出，加减归肾丸各组与空白组 BCL–2 蛋白表达均有显著性差异（$P<0.01$，$P<0.05$）；滋肾育胎丸高剂量组与空白组相比有显著性差异（$P<0.05$）；加减归肾丸低剂量组与滋肾育胎丸各组相比有显著性差异（$P<0.05$）。因蛋白表达强度与光强度成正相关，结果表明，加减归肾丸可促进 BCL–2 蛋白的表达。

表 11 各组 BCL–2 蛋白的表达的比较（$\bar{x}\pm S$）

组 别		视野（n）	光相对强度（$\bar{x}\pm S$）
加减归肾丸含药血清组	高剂量	5	46.4175±1.7352**
	低剂量	5	49.6800±2.009**
滋肾育胎丸含药血清组	高剂量	5	45.8467±. 1.3027$^{\Delta}$*
	低剂量	5	42.7100±3.7457$^{\Delta}$
空白血清组		5	36.0700±3.4565
HMG		5	43.9567±3.4414*

注：与加减归肾丸含药血清低剂量组比较，$\Delta P < 0.05$；与空白血清组比较，$^{*}P < 0.05$；$^{**}P < 0.01$。

（三）讨论

卵巢中颗粒细胞的增殖和分化是卵泡不断发育至成熟的基本条件，而它的凋亡是卵泡闭锁的前提。卵巢中绝大部分卵泡在发育的各个阶段逐渐退化，称为卵泡闭锁。在闭锁卵泡超微结构的研究中已发现，卵泡细胞中存在胞浆空泡、染色质浓集，细胞形成凋亡小体等凋亡性形态改变，这些变化首先发生在颗粒细胞中，随后也出现于膜细胞层中。研究证明，从闭锁卵泡的颗粒细胞中分离出的DNA片段在电泳下形成明显的梯度图案，这是细胞凋亡的特殊标志之一。

凋亡相关基因是目前认为参与卵泡闭锁有关的重要调控机制。BCL–2基因是一个20世纪80年代初通过对某些B细胞淋巴瘤病人中发生的染色体易位现象所做的研究而发现的一个人体正常基因。它是细胞凋亡的重要调节基因，在细胞凋亡过程中DNA的消化需要相关的Ca^{2+}依赖性核酸内切酶的参与，BCL–2蛋白可以阻断Ca^{2+}从内质网释出，使依赖Ca^{2+}的核酸内切酶活性降低，从而阻断细胞凋亡。BCL–2广泛存在于组织中，特别在子宫和性腺中水平最高。在生长卵泡的颗粒细胞中存在BCL–2的优势表达。在BCL–2转基因鼠的卵巢中，卵泡闭锁的数量比正常鼠明显减少，并且这种卵巢组织对自发性细胞凋亡和药物诱导的细胞凋亡均有抑制作用。

补肾健脾、调肝活血法是张玉珍教授多年治疗卵巢早衰的经验，方中以菟丝子、淫羊藿、枸杞子、女贞子补肾益精、养血，柴胡疏肝解郁，丹参活血调经，党参、炙甘草健脾益气，全方共奏补肾健脾、疏肝养血活血之效。本研究采用了血清药理学的研究方法，通过采用含药血清刺激离体培养的颗粒细胞，观察其对细胞凋亡的影响，结果表明，具有补肾健脾，调肝活血作用的加减归肾丸含药血清能够抑制颗粒细胞的凋亡率，促进BCL–2蛋白的表达，从而抑制颗粒细胞的凋亡。从而提示：补肾健脾、调肝活血法治疗卵巢早衰的疗效机理可能与抑制颗粒细胞的凋亡有关，其作用优于单纯的补肾健脾法，今后将进一步通过在体实验，更加深入地研究本法的疗效机制。

（史云、张玉珍、刘清飞）

加减归肾丸治疗卵巢储备功能减退临床观察

卵巢储备功能指卵巢皮质区卵泡生长、发育，形成可受精的卵泡的能力。随着年龄的增长，卵巢内存留的可募集的卵泡数目逐渐减少，卵子质量下降导致生育能力下降，称卵巢储备功能下降。卵巢储备功能下降导致女性生育能力减弱及性激素缺乏，表现为月经稀发、月经量少、闭经、排卵障碍、不孕、功能失调性子宫出血、性欲减退等，进一步可发展为卵巢早衰。对卵巢储备功能下降的早期用药干预可明显降低卵巢早衰的发生，2012 年 3 月～ 2013 年 4 月，我们采用具有补肾健脾、调肝活血功效的加减归肾丸治疗卵巢储备功能下降，效果较好，报道如下。

（一）临床资料

1. 一般资料

选择就诊于广州中医药大学第一附属医院妇科门诊的 40 岁以前出现月经不调或不孕的肾虚肝郁型卵巢功能减退患者共 40 例。按照年龄配对的方法，将所纳入患者分为治疗组和对照组。治疗组 20 例，年龄 25 ～ 38 岁，平均年龄 30.50±3.927 岁，对照组 20 例，年龄 23 ～ 39 岁，平均年龄 31.55±4.861 岁。治疗组不孕症患者 9 例，对照组不孕症患者 8 例。两组患者年龄分布、病程、孕产次等统计学检验，无显著性差异（$P > 0.05$），具有可比性。

2. 诊断标准

西医诊断标准：①年龄≤ 40 岁；②患者有正常的月经及生育史，然后突然出现月经稀少，甚至闭经；③月经第 2 ～ 5 天查：10IU/L < FSH < 40IU/L。中医肾虚肝郁型标准拟定：主症：月经不调（包括月经后期、月经先期、月经先后不定期、月经过少、月经过多等）；次症：①腰膝酸软②头晕耳鸣③性欲减退④胸闷胁痛⑤烦躁易怒⑥精神抑郁。结合舌脉即可

辨证为肾虚肝郁证。以上主证必备，次证具备 2 项即可。

3. 纳入及排除病例标准

纳入标准：符合本病西医诊断标准及中医辨证标准者。排除标准：①年龄：>40 岁；② 3 个月内应用激素类药物治疗者；③双侧卵巢或单侧卵巢切除引起的卵巢储备功能减退；④合并心脑血管、肝、肾和造血系统等严重原发性疾病、精神病患者；⑤患有乳腺肿瘤患者；⑥原因不明的阴道出血未治愈者及子宫内膜增生患者；⑦未按规定用药，无法判断疗效，或资料不全等影响疗效判断者。

（二）治疗方法

治疗组：自月经第 5 天开始予加减归肾丸（主要药物组成有：菟丝子 20g，熟地黄 15g，柴胡 10g，白芍 15g，党参 30g，枸杞子 15g，丹参 15g，炙甘草 6g），水煎为 300mL，日 1 剂，分两次口服，至下次月经来潮。连续 3 个周期为 1 个疗程。对照组：月经第 5 天开始予补佳乐 1mg，1 日 1 次，连续 21 天，服用补佳乐的第 11 天予黄体酮胶丸 100mg，1 日 2 次，连续 10 天。连续 3 个周期为 1 个疗程。

（三）观察指标

1. 治疗前后症状的变化，中医证候评分标准参考《中药新药临床研究指导原则》。

2. 月经来潮第 3 天抽取静脉血，1 个疗程结束后，观察治疗前后血清卵泡刺激素（FSH）、黄体生成素（LH）、雌二醇（E_2）、抑制素 β（INH-β）、抗苗勒激素（AMH）。

3. 治疗前后窦卵泡数量及双卵巢血流的变化。

（四）疗效标准

证候疗效判定参考国家药品监督管理局 2002 年发布的《中药新药临床研究指导原则》（试行）及《中医妇科学》（七版教材）中的相关标准制定。痊愈：月经恢复正常，症状、体征消失，疗效指数减少 ≥ 95% 或不孕者妊娠。显效：月经周期恢复（28±7）天，经期恢复在 7 天以内，其他症状减轻，疗效指数减少 ≥ 70%。有效：治疗后月经周期、经量、经期较治疗前改善，其他症状较治疗前减轻，疗效指数减少≥30%。无效：症状、体征无明显改善，甚或加重，疗效指数减少<30%。疗效指数=（治疗前积分－治疗后积分）/治疗前积分×100%

（五）统计学处理

采用SPSS13.0统计软件分析，计数资料采用χ^2检验；计量资料两样本均数比较采用独立样本T检验，治疗前后的比较采用配对样本T检验。

（六）治疗结果

1. 两组治疗后中医证候积分比较

结果见表12。

表12　两组治疗后中医证候积分比较（$\bar{x}\pm S$）

	治疗前	治疗后
治疗组	13.70±5.34	3.35±3.33*
对照组	13.70±5.05	5.10±4.59*

注：与治疗前比较 *P<0.05

2. 两组各症状积分比较

结果见表13。

表13　两组各症状积分比较（$\bar{x}\pm S$）

症状	治疗组		对照组	
	治疗前（20例）	治疗后（16例）	治疗前（20例）	治疗后（20例）
月经周期	3.80±2.04	2.00±1.93*▲	3.90±1.99	0.20±0.62*
月经量	3.40±1.47	1.00±1.63*	3.80±2.04	1.10±1.52*
腰膝酸软	1.70±0.87	0.31±0.60*▲	1.35±1.23	1.00±1.21
头晕目眩	0.40±0.82	0.12±0.25	0.70±0.92	0.25±0.55
性欲减退	0.30±0.47	0.13±0.34	0.60±0.59	0.10±0.31*

续表

症状	治疗组		对照组	
	治疗前（20例）	治疗后（16例）	治疗前（20例）	治疗后（20例）
胸闷胁痛	1.40±1.27	0.13±0.33*▲	1.10±0.85	0.75±0.97
烦躁易怒	1.60±0.99	0.19±0.40*	1.30±1.22	0.50±0.89*
精神抑郁	1.10±0.79	0.31±0.60*▲	0.95±0.94	0.85±0.88

注：与治疗前相比 *$P < 0.05$；与对照组治疗后比较，▲ $P < 0.05$。

3. 治疗后两组患者中医症候疗效比较

结果见表14。

表14　治疗后两组患者中医症候疗效比较（%）

组别	例数	痊愈（%）	显效（%）	有效（%）	无效（%）	总有效率（%）
治疗组	20	5（25%）	8（40%）	6（30%）	1（5%）	19（95%）
对照组	20	3（15%）	6（30%）	9（45%）	2（10%）	18（90%）

注：治疗组有4例患者获得妊娠。

4. 两组患者治疗前后激素水平比较

结果见表15。

表15　两组患者治疗前后激素水平比较

		例数（n）	FSH（ρ/IU/L）	LH（ρ/IU/L）	FSH/LH	E_2（ρ/IU/L）
治疗组	治疗前	20	18.25±6.02	9.66±7.38	3.06±2.39	65.44±35.85
	治疗后	16	11.66±7.02*	8.95±7.06	1.72±1.04	56.78±23.43
对照组	治疗前	20	17.61±6.20	12.90±10.95	2.24±1.42	80.75±83.38
	治疗后	20	11.22±9.66*	9.31±9.79*	1.82±2.38	50.21±20.95

注：与治疗前相比 *$P < 0.05$。

5. 两组患者治疗前后 AMH 及 INH-β 水平的比较

结果见表 16。

表 16　两组治疗前后 AMH 和 INH-β 比较（$\bar{x} \pm S$）ρ/ng/mL

组别		例数（n）	AMH	INH-β
治疗组	治疗前	20	1.34±0.67	40.00±20.95
	治疗后	16	2.59±0.87*	51.63±20.97*
对照组	治疗前	20	1.63±1.16	40.55±17.32
	治疗后	20	2.70±1.50*	48.40±16.66*

注：与治疗前相比 *P＜0.01。

6. 治疗前后两组患者窦卵泡数目及卵巢血流的比较

结果见表 17。

表 17　两组患者治疗前后窦卵泡数目及卵巢血流的比较

组别		例数（n）	窦卵泡数（个）	PSV（cm/s）	IR
治疗组	治疗前	20	4.80±3.19	23.52±10.65	0.76±0.27
	治疗后	16	5.38±3.05	32.69±12.94*	0.64±0.34
对照组	治疗前	20	5.95±5.36	24.90±10.98	0.73±0.14
	治疗后	20	6.40±4.19	29.55±15.27*	0.65±0.37

注：与治疗前比较，*P＜0.05。

（七）讨论

肾藏精，主生殖，为先天之本，《内经》云：“女子七岁，肾气盛，齿更发长；二七天癸至，任脉通，太冲脉盛，月事以时下，故有子……七七，任脉虚，太冲脉衰少，天癸竭，地道不通，故形坏而无子。”这是中医学理论中最早对女性生殖过程生理活动的描述。肾中精气充盛，天癸成熟，月经来潮而有子，标志着女性卵巢生殖周期活动的开始；肾中精气衰退，天癸耗竭，月经闭绝，形坏而无子，提示女性卵巢生殖功能的结束。所以，肾与女性卵巢生理功能密切相关，主宰着女性生殖功能的发育、旺盛与衰退，肾对女性卵巢生理功能起着决定性作用，故《傅青主女科》云“经水出诸肾”。脾为后天之本，气血生化之源，月经以血为用，《兰室秘藏》指出：“妇人脾胃久虚，或形羸气血俱衰，而致经不断绝不行。”《景岳全书》云：“仓廪薄则化源亏而冲任穷也。”肝司血海，主疏泄，肝气郁结则疏泄失司，气血不调，藏泄失司，故月经紊乱，因此肾精足、脾气健、肝气调是产生正常月经的基本，而肾脾亏虚，肝郁血瘀也是导致月经失调的主要病机之一。

加减归肾丸是广东省著名中医妇科专家张玉珍教授的经验方，全方由菟丝子、熟地黄、枸杞子、柴胡、白芍、党参、丹参、炙甘草等药物组成，全方具有补肾健脾、调肝活血之功效，用于治疗卵巢早衰安全有效。前期的研究发现加减归肾丸能够改善卵巢早衰患者血清内分泌水平，使患者的血清内分泌 FSH 下降，E_2 水平上升。实验研究显示：加减归肾丸含药血清能够刺激大鼠颗粒细胞分泌 E_2、P。能够降低颗粒细胞的凋亡率，促进凋亡抑制基因 BCL-2 蛋白的表达，进而抑制颗粒细胞的凋亡。本研究将其应用于卵巢储备功能减退的治疗中，结果发现：加减归肾丸能够改善卵巢储备功能减退患者临床症状，同时能够调节内分泌，使 FSH 水平下降，使血清 AMH、INH-β 水平较前上升，改善卵巢血流，从而治疗卵巢储备功能下降。

（史云、李颖颖、陶莉莉、张玉珍）

滋肾育胎丸治疗脾肾虚弱型卵巢储备功能减退临床观察

卵巢储备功能指卵巢皮质区卵泡生长、发育，形成可受精的卵泡的能力。随着年龄的增长，卵巢内存留的可募集的卵泡数目逐渐减少，卵子质量下降导致生育能力下降，称卵巢储备功能下降。卵巢储备功能下降导致女性生育能力减弱及性激素缺乏，表现为月经稀发、月经量少、闭经、排卵障碍、不孕、功能失调性子宫出血、性欲减退等，进一步可发展为卵巢早衰。对卵巢储备功能下降的早期用药干预可明显降低卵巢早衰的发生，2010 年 11 月～2012 年 4 月，我们采用具有补肾健脾功效的滋肾育胎丸治疗脾肾虚弱型卵巢储备功能下降，效果较好，报道如下。

（一）临床资料

1. 一般资料

选择就诊于广州中医药大学第一附属医院妇科门诊的 40 岁以前卵巢储备功能降低脾肾虚弱型的患者，共观察 40 例，按照年龄配对的方法，将所纳入患者分为治疗组和对照组。治疗组 20 例，年龄 23 ～ 38 岁，平均（29.65±3.95）岁；对照组 20 例，年龄 23 ～ 40 岁，平均（30.50±5.29）岁。5 例患者曾有卵巢手术史，2 例曾结扎，30 例曾有人流或药流史，1 例有宫外孕病史，1 例幼年曾患腮腺炎。两组患者年龄分布、孕产次及病史等统计学检验，无显著性差异（$P > 0.05$），具有可比性。

2. 诊断标准

西医诊断标准：①年龄≤ 40 岁；②患者有正常的月经及生育史，然后突然出现月经稀少，甚至闭经；③月经第 2 ～ 5 天查：10 IU/L < FSH < 40 IU/L。中医脾肾虚弱型辨证标准：主症：月经推后或月经量少，色淡质稀；次症：腰膝酸软，神疲乏力，头晕耳鸣，性欲减退，失眠多梦，心悸，

少气懒言，自汗；舌脉：舌淡暗或淡胖，苔薄白，脉沉细弱。以上主症必备，次症具备2项即可。

3. 纳入及排除病例标准

纳入标准：符合本病西医诊断标准及中医辨证标准者。排除标准：①年龄：>40岁；②3个月内应用激素类药物治疗者；③双侧卵巢或单侧卵巢切除引起的卵巢储备功能减退；④合并心脑血管、肝、肾和造血系统等严重原发性疾病、精神病患者；⑤患有乳腺肿瘤患者；⑥原因不明的阴道出血未治愈者及子宫内膜增生患者；⑦未按规定用药，无法判断疗效，或资料不全等影响疗效判断者。

（二）治疗方法

治疗组：自月经第5天开始予滋肾育胎丸（广州中一药业生产）5g，1日3次，连续服用3个月为1个疗程。对照组：月经第5天开始予戊酸雌二醇1mg，1日1次，连续21天，服用戊酸雌二醇的第11天予黄体酮胶丸100mg，日2次，连续10天。3个月为1个疗程。

（三）观察指标

1. 治疗前后症状的变化。中医证候评分标准参考《中药新药临床研究指导原则》。

2. 月经来潮第3天抽取静脉血，一个疗程结束后，观察治疗前后血清卵泡刺激素（FSH）、黄体生成素（LH）、雌二醇（E_2）、抑制素β（INH-β）、抗苗勒激素（AMH）。

（四）疗效标准

证候疗效判定参考国家药品监督管理局2002年发布的《中药新药临床研究指导原则》（试行）及《中医妇科学》（七版教材）中的相关标准制定。痊愈：月经恢复正常周期，症状、体征消失，疗效指数减少≥95%或不孕者妊娠。显效：月经周期恢复（28±7）天，经期恢复在7天以内，其他症状消失或减轻，疗效指数减少≥70%。有效：治疗后月经周期、经量、经期较治疗前改善，其他症状较治疗前减轻，疗效指数减少≥30%。无效：症状、体征无明显改善，甚或加重，疗效指数减少＜30%。疗效指数＝（治

疗前积分－治疗后积分）/ 治疗前积分 ×100%

（五）统计学处理

采用 SPSS13.0 统计软件分析，计数资料采用 χ^2 检验；计量资料两样本均数比较采用独立样本 T 检验，治疗前后的比较采用配对样本 T 检验。

（六）治疗结果

1. 两组中医证候积分比较

两组中医证候积分治疗后与治疗前比较有显著性差异（$P < 0.05$），两组治疗后比较无显著性差异，见表 18。

表 18　两组中医证候积分比较（$\bar{x} \pm S$，n=20）

	治疗前	治疗后
治疗组	19.5±6.81	13.5±6.35*
对照组	20.9±7.63	14.9±5.71*

与治疗前比较 *$P < 0.05$。

2. 两组中医证候各症状积分差值均数比较

结果见表 19。

表 19　两组中医证候各症状积分差值均数比较（$\bar{x} \pm S$，n=20）

症状	治疗组	对照组
月经周期	0.25±0.68*	2.80±2.46
经期经量	0.75±1.0	0.50±0.88
色淡质稀	0.25±0.68	0.70±1.17
腰膝酸软	1.63±1.08*	0.51±1.10
头晕耳鸣	0.87±1.02*	0.10±0.44
性欲减退	0.12±0.51	0.11±0.45
失眠多梦	1.5±1.15*	0.41±0.82

续表

症状	治疗组	对照组
烦躁易怒	1.12±1.02	0.50±0.88
心悸	0.63±0.96	0.21±0.62
少气懒言	1.523±1.09*	0.63±1.14
神疲乏力	1.62±1.09*	0.21±0.62

3. 治疗后两组患者中医证候综合疗效比较

结果见表20。

表20　治疗后两组患者中医证候综合疗效比较（n=20）

	治愈（例）	显效（例）	有效（例）	无效（例）	总有效率（%）
治疗组	4	8	6	2	90*
对照组	2	7	8	3	85

与对照组比较 *P＞0.05。

4. 两组治疗前后性激素水平结果比较

治疗组有4例患者妊娠，未进行治疗后性激素测定，见表21。

表21　两组性激素水平结果比较（$\bar{x}\pm S$）

		例数（n）	FSH（ρ/IU/L）	LH（ρ/IU/L）	E_2（ρ/IU/L）
治疗组	治疗前	20	13.81±6.50	12.79±13.94	79.75±96.49
	治疗后	16	9.59±5.33*	4.89±3.55*	58.62±73.09
对照组	治疗前	20	13.56±6.38	10.34±10.84	57.45±51.41
	治疗后	20	10.51±2.95*	6.59±3.19	50.45±24.93

与治疗前比较 *P＜0.05。

5. 两组治疗前后 AMH 和 INH–β 比较

治疗组有 4 例患者妊娠，未进行治疗后 AMH、INH–β 测定，见表 22。

表 22 两组治疗前后 AMH 和 INH–β 比较（$\bar{x}\pm S$）ρ/ng/mL

组别		例数（n）	IMH	INH–β
治疗组	治疗前	20	5.77±2.39	11.38±3.09
	治疗后	16	7.69±4.52*	12.86±3.36*
对照组	治疗前	20	5.36±1.93	10.56±3.44
	治疗后	20	7.54±2.86*	13.30±3.20*

与治疗前比较 *$P<0.05$。

（七）讨论

肾藏精，主生殖，为先天之本，《内经》云：“女子七岁，肾气盛，齿更发长；二七天癸至，任脉通，太冲脉盛，月事以时下，故有子……七七，任脉虚，太冲脉衰少，天癸竭，地道不通，故形坏而无子。”这是中医学理论中最早对女性生殖过程生理活动的描述。肾中精气充盛，天癸成熟，月经来潮而有子，标志着女性卵巢生殖周期活动的开始；肾中精气衰退，天癸耗竭，月经闭绝，形坏而无子，提示女性卵巢生殖功能的结束。所以，肾与女性卵巢生理功能密切相关，主宰着女性生殖功能的发育、旺盛与衰退，肾对女性卵巢生理功能起着决定性作用，故《傅青主女科》云“经水出诸肾”。脾为后天之本，气血生化之源，月经以血为用，《兰室秘藏》指出：“妇人脾胃久虚，或形羸气血俱衰，而致经不断绝不行。”《景岳全书》云：“仓廪薄则化源亏而冲任穷也。”故月经的正常与否与脾肾功能有着极大的关系，因此补肾健脾法是调经之本。

滋肾育胎丸是罗元恺教授的经验方，全方由菟丝子、熟地黄、人参、桑寄生、炒阿胶、何首乌、艾叶、巴戟天、白术、党参、砂仁、鹿角霜、枸杞子、续断、杜仲组成，全方具有补肾健脾、益气培元、养血安胎的作用，用于脾肾两虚，冲任不固所致的滑胎（防治习惯性流产和先兆性流产）

安全有效。研究发现滋肾育胎丸对实验兔性腺和性器官有增加血液供应、促进卵泡和黄体发育的作用。近年来还有人将其应用到体外受精–胚胎移植中，结果发现滋肾育胎丸能够促进黄体酮分泌，提高胚胎种植率。以上说明该方具有促进卵巢功能的作用。我们在前期对于卵巢早衰的临床研究中发现，滋肾育胎丸治疗卵巢早衰有着一定的疗效。本研究也通过临床观察证实，滋肾育胎丸能够改善卵巢储备功能减退患者的临床症状，尤其对于腰膝酸软、头晕耳鸣、失眠多梦、少气懒言、神疲乏力方面具有明显的疗效，同时能够调节内分泌，使 FSH 水平下降，使血清 AMH、INH-β 水平较前上升，从而治疗卵巢储备功能下降。

（史云、杨胜华、陶莉莉、张玉珍）

卵巢早衰发病可能性预测的数学模型的构建

卵巢早衰系一种多病因所致的卵巢功能提早衰竭，流行病学研究显示，一般人群中发病率为0.9%～3%，在闭经者中占2%～10%，卵巢早衰可导致患者不育及因低雌激素水平所带来的一系列问题，但其相关病因多且复杂，目前确切的病因尚不清楚，诊断和治疗都颇棘手。未老先衰，给患者带来巨大的痛苦（未生育者感觉自己不是一个完整的女人，已生育者感到亏欠丈夫），严重影响了患者的心身健康和家庭的稳定。目前临床上此病有逐渐增多的趋势。为了解我国有关卵巢早衰的流行病学因素，我们采用了1∶2配对的病例对照研究，探讨我国卵巢早衰发病的可能危险因素，并初步建立卵巢早衰发病可能性预测的数学模型，为进一步的病因研究提供线索。

（一）材料和方法

1. 病例

来源于广州市三家三甲医院经内分泌、彩超检查确诊的卵巢早衰患者，符合标准者共79例。

2. 对照

按病例对照原则，同期在广州市机关、企业、学校、工厂选取年龄、工作环境相似的健康妇女进行同地调查。按1∶2原则，获得符合条件者200例。

3. 资料分析和统计分析

采用统一编制的调查问卷，专人面对面方式询问。对所有回收的问卷经检查合格后按不同组别进行编号，将资料数据统计并输入计算机，建立数据库，采用SPSS11.5对数据进行统计分析。

（二）结果

病例和对照组均衡性比较说明，病例与对照组在年龄及受教育程度分布上无显著性差异。

在流行病学调查中单因素分析卡方检验可能会存在由于交互影响而忽略某些因素的可能性，或者某些因素因为另外一些因素的存在而影响不显著的可能性。Logistic 回归分析则提供一种能找到独立的起到比较大作用因素的方法，本次研究则采用了此法。

最开始我们用于回归的因素有：

1. 年龄。
2. 初潮。
3. 既往月经是否规则。
4. 染色体是否正常。
5. 抑制素是否异常。
6. 是否已婚。
7. 是否离婚。
8. 是否生育。
9. 是否生育 3 胎以上。
10. 是否大专以上学历。
11. 是否曾使用避孕药物 6 个月以上。
12. 是否有此病家族史。
13. 母亲是否在 40 岁以前绝经。
14. 是否为均衡清淡饮食。
15. 是否喜食辛辣。
16. 是否喜食高脂。
17. 是否吸烟。
18. 家庭常住人口是否吸烟。
19. 是否饮酒。
20. 是否接受过盆腔放疗。

21. 是否接受过化疗。

22. 生活工作环境是否易接触环境内毒物。

23. 是否接受过妇科手术治疗。

24. 是否患过腮腺炎。

25. 是否患有免疫功能性疾病。

26. 是否患过盆腔炎症。

27. 是否患过结核。

28. 是否经常使用阿司匹林。

29. 是否患过反复性尿路炎症或阴道炎症。

30. 是否曾使用过干扰素。

31. 是否有过痛苦性经历。

32. 是否有多位性伴侣。

33. 是否患有半乳糖血症。

34. 是否在发病前使用过促排卵药物。

经过回归，进入方程的变量有 14 个，分别为：是否已婚、是否生育、是否生育 3 胎以上、是否大专以上学历、是否曾使用避孕药物 6 个月以上、是否有此病家族史、母亲是否在 40 岁前绝经、是否喜食辛辣、是否吸烟或家庭常住人口吸烟、是否饮酒、是否接受过妇科手术治疗、是否患过腮腺炎、是否患过盆腔炎症、是否在发病前使用过促排卵药物。结果见表 23。

表 23　Logistic 多元回归分析结果

Variable	B	S.E.	Wald	P	OR	95%CI
婚否	1.2	0.73	2.7	0.099	0.38	0.8 ～ 14
是否生育	–1.7	0.58	8.7	0.003	0.17	0.05 ～ 0.6
是否生育 3 胎以上	1.98	1.03	3.7	0.055	7.26	0.95 ～ 55.2
是否大专以上学历	–0.99	0.3	10.2	0.001	0.37	0.2 ～ 0.68

续表

Variable	B	S.E.	Wald	P	OR	95%CI
是否曾使用避孕药物6个月以上	1.8	1.02	3.25	0.072	6.26	0.8～46
是否有此病家族史	2.4	0.93	6.58	0.01	11	1.7～68.7
母亲是否在40岁前绝经	-0.026	0.01	5.4	0.2	0.975	0.95～0.99
是否喜食辛辣	2.66	0.62	18.6	0.000	14.38	4.3～48.3
是否吸烟或家庭常住人口吸烟	3.76	0.98	14.8	0.000	43	6.3～293
是否饮酒	1.36	0.8	2.8	0.09	3.9	0.8～18.8
是否接受过	4.2	0.88	22.7	0.000	67.7	11.9～382
妇科手术治疗	3.7	0.8	19.8	0.000	42.3	8～219
是否患过腮腺炎	-2.3	1.2	3.4	0.06	1.09	0.008～1.1
是否患过盆腔炎	3.7	0.85	19.5	0.000	42.5	8～223
是否在发病前使用过促排卵药物	0.57	1.06	0.29	0.59	1.77	
常数						

（三）讨论

笔者通过 CNKI-KNS4.0 全文期刊数据库，使用“篇名/关键词/摘要”模糊匹配的方法，对1980年以来关于卵巢早衰流行病学调查的相关文献进行检索，仅有1篇，是英国的一项相关调查，调查对象共73例，其结论认为POF的发生与受教育程度有关，生育可降低发生POF的危险性。

从我们的调查中可以看到，是否已婚、是否生育3胎以上、是否曾口服避孕药物6个月以上、是否有此病家族史、是否喜食辛辣、是否吸烟或家庭常住人口吸烟、是否饮酒、是否接受过妇科手术治疗、是否患过腮腺炎、是否患过盆腔炎症、是否在发病前使用过促排卵药物的系数的参数估计值的符号为正，表明这些因素为危险因素，可以认为它们是导致卵巢早衰的危险信号，进一步根据OR值来判断是否属于高危因素，其中判断标准为OR值是否大于5。我们可以看到生育3胎以上、服用避孕药、家族史、喜食辛辣、吸烟或家庭常住人口吸烟、妇科手术史、腮腺炎病史、发病前曾使用促排卵药为卵巢早衰发生的高危因素。具体解释为：$\hat{\beta}_3 = 1.983$，$\exp(\hat{\beta}_3) = 7.262$，当其他因素取值固定时，生育多胎的妇女卵巢早衰的发病率是非生育多胎的人的7.262倍，类似讨论表明，服用避孕药的人是非服用避孕药的人的6倍多，具有家族史的人卵巢早衰发病率是无家族史的人的11倍。

另外我们可以看到，是否生育、是否大专以上学历、母亲是否40岁以前绝经、是否有盆腔炎病史四个因素的系数估计值为负值，其OR值都小于1，表明这四个因素为保护因素，即没有生育的妇女比有生育的妇女患卵巢早衰的可能性要小，大专以下的比大专以上学历的患病可能性小，母亲不是40岁以前绝经的女儿患病可能性小，没有盆腔炎的比有盆腔炎的患病可能性小。其中生育增加发病危险性与以Testa发表结果相反，由于我们的调查与Testa的调查样本例数都不足80例，因此真实的情况还有待扩大样本量后进一步研究探讨。

（四）建模

在流行病学研究中主要关心的是疾病发生的频率 P，如果将暴露因素与疾病发生频率 P 直接描述为线性关系，即 $P=\beta_0+\beta X$，则可能出现 P 值大于1或小于0，无法从医学意义进行解释。为此假设暴露因素与 $P/(1-P)$ 的对数呈线性关系，即 $\ln(\frac{p}{1-p}) = Y = \beta_0 + \beta X$，从中解出 P，可以得到 P 直接与 X 的关系式为 $P = \frac{e^{\beta_0+\beta X}}{1+e^{\beta_0+\beta X}}$ 或 $P = \frac{1}{1+e^{-(\beta_0+\beta X)}}$，上式称为Logistic回归模型。如果有多个自变量，将 βX 看作是多个自变量的线性组合，多变量的Logistic回归模型便是 $P = \frac{e^{\beta_0+\beta_1X_1+\beta_2X_2+\cdots++\beta_nX_n}}{1+e^{\beta_0+\beta_1X_1+\beta_2X_2+\cdots++\beta_nX_n}}$ 或 $P = \frac{e^{\beta_0+\beta_1X_1+\beta_2X_2+\cdots++\beta_nX_n}}{1+e^{-(\beta_0+\beta_1X_1+\beta_2X_2+\cdots++\beta_nX_n)}}$，此为Logistic模型的基本结构。

Logistic 回归模型主要是当结果变量（因变量）是分类变量，而需要分析该因变量与多个自变量（包括分类变量和数值变量）的关系时常用的多因素回归模型。模型建立后，我们还要对回归方程进行检验，主要包括回归方程的显著性检验，回归系数的显著性检验，回归方程的拟合优度检验，以及 Logistic 回归模型中的参数估计及意义解释。

由于本论文中的实证数据中卵巢早衰作为因变量，并且为是否（1/0 二值变量）的两分类变量，即早衰记为 1，不早衰记为 0，所以我们可以采用 Logistic 回归方法研究卵巢早衰与上述文中提到的 34 个因素的关系，是否早衰作为被解释变量（1/0 二值变量），其发生的概率为 P，其余各暴露因素为解释变量，为避免出现某些因素因交互影响而被剔除的可能性，我们采用 Backforward 方法，进入方程的显著性水准为 0.05，剔除的水准为 0.10，我们对第一和第二组调查数据共 273 例用 SPSS 统计软件进行分析，分析结果如上表。模型线性显著性和拟合性较好，我们可以由表 23 列出如下 Logistic 回归方程式（1）:

$$\ln\left(\frac{P}{1-P}\right) = 0.573+1.220X_1-1.725X_2+1.983X_3-0.991X_4+1.85X_5+2.398X_6-0.026X_7+2.666X_8+3.764X9+1.361X_{10}+4.215X_{11}+3.745X_{12}-2.2345X_{13}+3.749X_{14}$$

其中 P 为早衰发生的概率，X_i i=1，2，…，14 分别代表表 23 中自上而下所列变量。

式（1）反映了表 23 中的解释变量与卵巢早衰发生概率 P 与（$1-P$）的比值的对数呈线性关系。虽然常数项的 P 值大于给定的显著性水平，但是将其纳入方程也没有实际的影响，所以方程中仍然存在常数项。

Logistic 回归模型具有预测作用，运用我们所得到的数学模型，我们就可以对卵巢早衰患病可能性进行预测，即当我们大致了解了一女性的生活及病史情况后，就可以根据模型估算出其患卵巢早衰的概率。例如，当我们接诊到一位已婚女性、已生育且生育多胎、教育程度不高、曾使用过避孕药、其大姐 38 岁绝经，母亲绝经年龄为 40 岁、喜食辛辣、不吸烟、不饮酒、有人工流产史，无腮腺炎、无盆腔炎病史，代入公式 $P=\frac{e^{\beta_0+\beta_1X_1+\beta_2X_2+\cdots+\beta_nX_n}}{1+e^{\beta_0+\beta_1X_1+\beta_2X_2+\cdots+\beta_nX_n}}$ 即对应的变量取值为 X_1=1 X_4=1，X_5=1，X_7=40，X_8=1，

X_{13}=1，其他变量取值为 0，则可以计算出该女性患卵巢早衰的可能性为 0.95，即患病的概率相当大。

对于任何一个女性，利用这个数学模型，我们只要了解其相关情况，就可以初步预测其患卵巢早衰的概率，如果概率很小的话，我们就可以认为她不会得早衰这种病，如果概率超过 0.5 的话，我们就推测她可能会患此病，从而建议她做一些检查，并在生活中注意减少一些高危因素的频率，如尽量减少多胎生育、吸烟、服用避孕药、促排卵药、减少人工流产等妇科手术机会，提倡均衡清淡饮食，从而减小患病的概率。

当然，由于时间短促，我们的病例数量并不足够丰富，所以，以上结果仅是中小样本下的结果，大样本将会更可靠。

（庞震苗、易颖、陈凯佳）

卵巢早衰患者个性特征与心理健康状况调查

目前临床上卵巢早衰患者有逐渐增多的趋势。心理社会因素在发病中的重要作用已为多数学者所接受，本文就心理卫生状况、个性特征对240名研究对象进行调查，借此进一步了解卵巢早衰的病理心理机制。

（一）对象和方法

1. 对象

（1）卵巢早衰组（POF组）：来源于广州市三家三甲医院经内分泌、彩超检查确诊的卵巢早衰患者。符合标准者共79例。

纳入标准：

①年龄 < 40岁，超过3个月经周期无月经来潮。

②至少两次不同日查血FSH ≥ 40IU/L，或 E_2 < 25IU/L。

③染色体检查属正常型。

（2）多囊卵巢组（PCOS组）：来源于广州市三家三甲医院经内分泌、彩超检查确诊的多囊卵巢综合征患者。符合标准者共80例。

纳入标准：

①月经异常（稀发、量少、闭经、功能失调性子宫出血）。

②双侧卵巢多囊性改变：双侧卵巢体积增大，各有 ≥ 10个直径2～8mm的小卵泡。

③近3个月未用激素，血激素水平：LH/FSH > 3和（或）T > 2.2nmol/L。

（3）对照组：按病例对照原则，同期在广州市机关、企业、学校、工厂选取年龄、工作环境相似的健康妇女进行同地调查。获得符合条件者81例。

（4）三组年龄与教育程度的比较

结果见表24。

表 24　三组年龄与教育程度的比较（$\bar{x}\pm S$）

组别	病例数	教育程度	年龄
卵巢早衰组	79	3.54±0.89	33.5±4.9
正常对照组	81	3.48±0.77	32.3±5.27
多囊卵巢组	80	3.42±0.64	31.6±5.12

从上表 T 检验的结果 $P>0.05$，可见卵巢早衰组、正常对照组、多囊卵巢对照组在受教育程度及年龄上均无显著性差异，具有可比性。

2. 方法

采用 A、C 型行为量表、状态特质焦虑量表（STAI）对卵巢早衰、多囊卵巢综合征患者及健康对照组进行测试；自问卷调查中随机选取 22 例卵巢早衰患者、21 例健康对照组妇女作为实验对象，测试并比较其血液 β-内啡肽（β-EP）水平。结果使用 SPSS11.5 软件进行统计分析。

3. 资料分析和统计分析

采用统一的调查问卷，专人面对面方式询问。对所有回收的问卷经检查合格后按不同组别进行编号，将资料数据统计并输入计算机，建立数据库，采用 SPSS11.5 软件对数据进行统计分析。

（二）结果

病例和对照组均衡性比较说明，病例与对照组在年龄及受教育程度分布上无显著性差异。

1. 三组人格特征分析

结果见表 25。

表 25　三组人格特征分析

	A 型	B 型	C 型	中间型
POF 组	42（52.5%*）	22（27.5%）	14（17.5%）	1（2.5%）
PCOS 组	21（26.2%）	26（32.5%）	18（22.5%）	15（18.7%）
正常组	19（23.5%）	24（29.5%）	16（19.5%）	22（27.5%）

* 与其他型比较，经 χ^2 检验，$P < 0.05$，即 POF 组以 A 型行为人格为主。

2. 三组在性格上的差异分析

结果见表 26。

表 26　三组在性格上的差异分析

项目	组别	例数	均数 ± 标准差
时间匆忙感	正常组	81	12.29±5.69★
	POF 组	79	15.96±5.04★
	PCOS 组	80	12.66±5.33▲
争强好胜	正常组	81	11.43±4.65★
	POF 组	79	13.65±4.76★
	PCOS 组	80	12.09±4.57▲
焦 虑	正常组	81	40.53±6.51★
	POF 组	79	46.08±9.13★
	PCOS 组	80	45.63±10.41★
抑 郁	正常组	81	39.37±6.12★
	POF 组	79	44.87±8.31★
	PCOS 组	80	41.94±10.52★
愤 怒	正常组	81	18.18±4.25★
	POF 组	79	20.72±6.44▲
	PCOS 组	80	19.48±6.62▲
愤怒向内	正常组	81	13.79±2.50▲
	POF 组	79	14.33±2.69▲
	PCOS 组	80	14.67±3.46▲
愤怒向外	正常组	81	14.79±2.95▲
	POF 组	79	15.32±3.38▲

续表

项目	组别	例数	均数 ± 标准差
	PCOS 组	80	17.56±2.77▲

★与正常组比较，差异有显著性，$P < 0.05$。▲与 POF 组比较，差异没有显著性，$P>0.05$。

由上表可见 POF 组的"时间匆忙感""争胜好强""焦虑""抑郁""愤怒"程度比正常组强，"控制""乐观""社会支持"程度比正常组差。

PCOS 组的"时间匆忙感""争胜好强""愤怒""控制""社会支持"程度与正常组比较无显著性差异，"焦虑""抑郁"程度比正常组强，"乐观"程度比正常组差。

POF 组的"时间匆忙感""争胜好强""抑郁""愤怒"程度比 PCOS 组强。

3. POF 患者是否属于特质焦虑类型

经过卡方检验，POF 组在状态焦虑项目上的 OR 值为 4.5，在特质焦虑项目上 OR 值为 5.1，提示 POF 组在个性上属于特质焦虑型，在测试期间处于焦虑状态；而 PCOS 组在状态焦虑项目上的 OR 值为 3.7，在特质焦虑项目上 OR 值为 1.2，提示 PCOS 组在测试期间亦处于焦虑状态，但不属于特质焦虑型。

4. β-EP 在卵巢早衰组与正常组的差异比较

测试结果，POF 组的 β-EP 为 296.65±186.27（pg/mL），正常组为 33.15±17.58（pg/mL），POF 组与正常组比较，β-EP 值有显著性差异（$P < 0.01$），其中 POF 组 β-EP 值显著高于正常组。

（三）讨论

1. 个性、情绪、生活事件等心理因素导致 POF 的可能机制分析

人和自然、社会息息相关，正因为人是一个开放性的系统，依赖于自然、社会而存在。体内各系统器官之间存在着错综复杂的联系，而人体同时与自然界各层次系统之间存在密不可分的关系。通过研究发现卵巢早衰患者 A 型行为人格比例明显高于正常组及 PCOS 组，且时间匆忙感、紧迫

感、争强好胜的分值较高，显示患者具有争强好胜、缺乏耐心和急躁易怒、时间紧迫感和做事快等特征。且卵巢早衰组表现出高于常人及 PCOS 组的焦虑、抑郁、愤怒、不能控制，提示卵巢早衰组患者心理卫生状况普遍不如对照组。

现代医学心理学研究表明：情绪与人的健康有密切关系，应激与情绪反应的强弱和致病作用对不同的个体反应不一样，一方面取决于应激原的性质、强度、时限，另一方面取决于个体对刺激物的敏感性、耐受性及个体的自我防御反应。认知曲解是患者痛苦的直接原因，由于负性不合理认识、认知曲解，导致不良的情绪行为反应，持续存在可诱发疾病。本研究显示：卵巢早衰者与非卵巢早衰者相比较，前者应激时焦虑、抑郁情绪反应强烈，并具有 A 型行为个性特征，TAI（特质焦虑）评分较高。

从 STAI 的测量中，实证分析得出数据为，POF 组与正常组比较，状态焦虑 OR 值为 4.5，特质焦虑的 OR 值为 5.1，PCOS 组与正常组比较，状态焦虑 OR 值为 3.7，特质焦虑的 OR 值为 1.2，证实了卵巢早衰患者属于焦虑型人格，测试期间处于焦虑状态；而 PCOS 组在测试期间亦处于焦虑状态，但不属于焦虑型人格。也就是说在反复的不良刺激下 POF 组患者的个性已大部分转变为焦虑型人格，PCOS 组就明显没有发生这样的转变。而个性是个体社会化的凝结物，它是人们在各种实践活动中，不断受客观现实的各种因素的影响，迫使生物因素按社会形成的方式组织起来的比较稳定的社会心理成分。心身医学的研究成果告诉我们，社会心理因素通过应激反应而导致心身疾病。对于相同的社会心理因素，不同的人各具有不同的反应。人的个性维度与采用的应激机制直接相关，从而又与疾病的发生、发展相关。对于同一生活事件的反应，A 型性格者要比 B 型者反应要强烈得多。正如中医所说的：心动则五脏六腑皆摇。长期多次的负性生活事件及 A 型个性的行为反应模式，对下丘脑 – 垂体 – 卵巢轴造成了累加的刺激干扰，形成了一种对卵巢、子宫功能不良负性条件反射，垂体 FSH、LH 的分泌异常，卵巢 E_2 分泌异常，内分泌激素的紊乱，改变了月经周期，最后发展成为闭经。

2. 三组 β–EP 的比较

β–EP 是由前阿黑皮素（POMC）系统分解出的多肽的一种，主要来自于垂体中间叶，是体内活性最强的阿片肽之一。在机体的应激状态下，POMC 的几种衍生肽包括 β–EP 从垂体中释放出来，主要表现为血浆 β–EP 水平的升高，β–EP 从垂体分泌入血后可以很快被血液蛋白酶降解，下丘脑具有局部产生 β–EP 的功能。近年来，β–EP 作为一种脑腓肽，成为应激反应 HPAA 的重要组成部分而备受关注。很多学者认为 β–EP 与情绪调控关系密切，且 β–EP 的水平可以直接反映应激程度的高低。心理应激发生反应的过程就是下丘脑－垂体－肾上腺皮质轴被激活而发生一系列神经内分泌反应的过程，通过控制促肾上腺皮质激素释放素的分泌，而协同内分泌反应、自主、免疫和行为反应。

为了验证卵巢早衰患者的确存在着较常人更高的焦虑、抑郁等不良情绪，我们选取了 β–EP 这一目前学界用得较多，也能较好反映个体不良情绪应激水平的实验室指标来进行客观比较。根据实验测试结果，可以发现与正常组相比较卵巢早衰患者的血清 β–EP 特异性增高，这与我们的推测符合，即 POF 组的确存在着较常人严重的负性情绪如焦虑。其中 POF 组的 β–EP 水平：均数为 296pg/mL，正常组为 33 pg/mL。

综上所述，卵巢早衰患者属于 A 型性格、特质焦虑型人群，卵巢早衰组表现出高于常人及 PCOS 组的焦虑、抑郁、愤怒、不能控制，提示卵巢早衰组患者心理卫生状况普遍不如对照组。

（庞震苗、梁菁、邓高丕）

补肾健脾法对卵巢早衰小鼠INH-β及其基因表达影响的研究

卵巢早衰是引起卵巢功能衰退常见的疾病，其发病率在妇女中占1%～3%，占继发性闭经的2%～10%。研究认为卵巢储备功能低下的妇女，卵泡颗粒细胞抑制素的产生减少，不能将卵泡刺激素（FSH）抑制在正常范围内，提示卵泡衰老。维持卵泡完整性所需蛋白质mRNAs的变化，预示凋亡过程的开始。而闭锁过程是促进或抑制凋亡的关键基因产物有序表达的结果。临床研究表明，补肾健脾中药对卵巢功能早衰患者具有较好疗效。本研究观察了补肾健脾中药对POF小鼠抑制素β（INH-β）及其基因表达的影响，现报道如下：

（一）材料和方法

1. 动物

健康BALB/c小鼠，雌性，SPF级，8～10周龄，体重18～22g；B：SD大鼠，雌性，SPF级，体重约250g，均由广州中医药大学动物中心提供，大小鼠合格证号：0016889和0016888。

2. 主要试剂及仪器

弗氏完全佐剂（CFA）和弗氏不完全佐剂（IFA）均为美国Sigma公司产品，小鼠INH-β试剂盒为美国Rapid Bio Lab公司产品，Model 550microplate reader为美国Bio-Rad公司产品，逆转录-聚合酶链式反应（RT-PCR）试剂、逆转录酶均为北京索奥公司产品，GDS7600凝胶扫描系统（DF-23B）为英国UVP公司产品，PE9700PCR扩增仪为美国PE公司产品。

3. 药物

补肾健脾中药复方由菟丝子、党参、枸杞子、淮山药、淫羊藿、女贞子、杜仲等组成，并制成浓缩液，含生药1g/L。

4. 卵巢抗原的制备

收集SD雌性大鼠的卵巢组织，称质量，洗净，于Tris-HCl缓冲液（pH值7.6、0.05mmol/L、150mmol/L NaCl、4mmol/L乙二胺四乙酸、2mmol/L柠檬酸、0.1mmol/L苯甲基磺酰氟）中剪碎并研磨成匀浆，低温下超声粉碎5分钟，低温离心（4000r/min×15'；10000r/min×5'）取上清液，调整浓度为200mg/mL，置于-20℃保存。

5. 自身免疫性卵巢功能衰退小鼠动物模型的建立

免疫前通过阴道脱落细胞涂片筛选正常性周期小鼠，每只小鼠两后脚掌和腹部多点皮下注射：10mg（0.05mL）卵巢抗原加CFA混合乳化液0.1mL。首次免疫间隔1周，以卵巢抗原与IFA等量乳化加强免疫1次，5天后加强免疫1次。第3次免疫后5天眼球放血处死小鼠，摘眼球留取血清，收集卵巢，待检测。

6. 分组及给药

将雌性BALB/c小鼠随机分为4组，每组5只。正常对照组以磷酸盐缓冲液PBS代替卵巢抗原免疫，不灌服药物；模型组：不灌服药物；中药预防组于第1次免疫后即开始灌服中药复方汤剂以预防POF的发生，剂量为20g/（kg·d），连续17天；中药治疗组于第3次免疫后开始灌服中药复方汤剂，剂量为20g/（kg·d），连续5天。

7. 取材及指标检测

取血清采用双抗体夹心酶联免疫吸附（Sandwich-ELISA）法检测INH-β水平，取卵巢组织采用RT-PCR法检测INH-β mRNA的表达，GAPDH为内参照进行RT-PCR扩增。指标检测均参考说明书进行。另取卵巢组织固定包埋切片染色后在光镜下行组织病理学检查。

8. 统计学方法

（二）结果

1. 各组小鼠的一般情况

造模后，各组均出现不同程度的活动、摄食增加，略显活跃，烦躁，攀爬噬咬鼠笼，毛松缺乏光泽较干枯，大便增多。

2. 各组小鼠造模前后阴道涂片观察比较

正常对照组小鼠阴道涂片结果：动情周期规律，可见大量角化细胞及羊齿状结晶，细胞着色较深。免疫造模后小鼠阴道细胞涂片结果：模型组动情期紊乱，细胞无周期性改变，上皮细胞体积明显缩小，较幼稚，角化细胞和羊齿状结晶明显减少，渐消失，并逐渐被白细胞所代替。中药治疗组动情期不典型，角化细胞和羊齿状结晶亦减少。中药预防组动情间期延长，角化细胞和羊齿状接结晶略减少，细胞着色较正常组稍淡。

3. 各组小鼠卵巢病理改变

肉眼观察见模型组卵巢体积较正常组卵巢缩小，双角子宫变细长，部分卵巢与周围粘连。光镜检查显示：与正常对照组比较，中药预防组卵泡数目略减少，余无明显改变。中药治疗组除生长成熟卵泡减少外，部分卵母细胞及透明带形态异常，厚薄不均，扭曲，部分断裂，周边颗粒细胞排列紊乱，细胞形态不规则；闭锁卵泡增多，且细胞结构紊乱。模型组未见明显生长或成熟卵泡。

4. 各组小鼠血清 INH-β 含量比较

表 27 结果显示：模型组小鼠血清 INH-β 含量显著降低（$P < 0.05$），中药预防组血清 INH-β 含量显著升高，与模型组及中药治疗组比较差异均有显著性意义（$P < 0.05$），中药治疗组对血清 INH-β 含量无影响（$P>0.05$）。

表 27　各组小鼠血清 INH-β 含量比较（$\bar{x} \pm S$）

组别	例数	INH-β 浓度（pg/mL）
正常对照组	5	25.45±8.64
模型组	5	15.82±0.09①
中预组	5	24.58±7.65②③
中治组	5	15.95±0.47

统计方法：单因素方差分析：①与正常对照组比较，$P < 0.05$；②与模型组比较，$P < 0.05$；③与中药治疗组比较，$P < 0.05$。

5. 各组 INH-β mRNA 相对表达量比较

表 28 结果显示：小鼠卵巢组织 INH-β mRNA 表达相对表达量模型组显著降低（$P < 0.01$），中药预防组与中药治疗组均显著升高（$P < 0.05$ 或 $P < 0.01$），且中药预防组作用优于中药治疗组（$P < 0.01$）。

表 28　各组 INH-β mRNA 相对表达量比较（$\bar{x} \pm SD$）

组别	例数	INH-β mRNA
正常对照组	5	0.47 ± 0.11
模型组	5	$0.19 \pm 0.36$①
中药预防组	5	$0.47 \pm 0.07$③④
中药治疗组	5	$0.30 \pm 0.04$②

统计方法：单因素方差分析；①与正常对照组比较，$P < 0.01$；② $P < 0.05$，③与模型组比较，$P < 0.01$；④与中药治疗组比较，$P < 0.01$。

（三）讨论

1. 自身免疫性卵巢功能衰退模型的建立

临床上发现部分卵巢早衰患者有自身免疫反应过强的现象，亦有病理检测部分患者的卵巢，发现有淋巴细胞浸润，诊断为自身免疫性卵巢炎。且通过免疫方法造模是目前国内外卵巢早衰模型较为常用且相对成熟的一种方法。

建立自身免疫性疾病模型通常有 3 种方法：①是将正常 T 细胞转移至无胸腺的裸鼠体内；②二是切除新生 3 天动物的胸腺；③是应用来自自身组织的特异性肽链进行主动免疫。有文献报道，切除新生小鼠或大鼠胸腺可造成多腺体自身免疫性疾病，如自身免疫性甲状腺炎、溃疡性结肠炎等，往往多种疾病同时并存。BALB/c 小鼠为个体遗传性状方面近乎完全一致的纯系小鼠，以 SD 大鼠卵巢作为特异性抗原免疫小鼠产生单纯免疫性卵巢炎，即相当于应用来自该组织的特异性肽链进行主动免疫产生的自身免疫性疾病，避免了多腺体疾病的交叉影响，研究可更直接，更纯一。因此，本课题设计采用这种方式建立动物模型。3 次免疫后，小鼠动性周期的改变、卵巢功能的减退、组织病理的损伤等证实了自身免疫性卵巢功能衰退动物模型的建立成功。

2.POF 检测血清 INH-β 含量的意义

抑制素（inhibin，INH）属于转化生长因子 β（TGF-β）超家族成员，是抑制 FSH 分泌的重要抑制因子。抑制素降低引起 FSH 升高的变化反映了作为卵巢年龄的卵泡反应性和能力的降低。精确监测表明，INH-β 是卵泡期颗粒细胞分泌的主要形式。研究认为，卵巢储备功能低下的妇女，卵泡颗粒细胞 INH-β 的产生减少，不能将 FSH 抑制在正常范围内，提示卵泡衰老。45 ～ 49 岁围绝经期妇女卵泡期 INH-β 水平较低，FSH 水平较高，进一步证实了 INH-β 和 FSH 间的相互关系。故将早期 INH-β 的下降考虑为卵巢储备功能下降的关键环节，而测定血清抑制素 β 可作为预测 POF 最灵敏的指标。

由卵巢颗粒细胞分泌的 INH-β 水平直接反映卵巢的储备功能。一般认为卵泡早期测定时血清 FSH 水平超过 20IU/L，或超过 10IU/L 并伴有抑制素水平下降，提示卵巢储备功能已经降低，患者可能已经步入卵巢功能衰退进程中。

3. 各组小鼠给药后血清 INH-β 含量变化与 INH-β mRNA 表达差异的关系

中医学中无卵巢早衰的病名，但与此病类似的记载散见于“月经后期”“月经过少”“年未老经水断”“闭经”“血枯”“血隔”“不孕症”等病证中。肾藏精且主生殖，肾气的盛衰，直接关系到肾 - 天癸 - 冲任 - 胞宫轴的功能状态，成为主宰孕育的根本。脾胃为后天之本，气血生化之源。《女科经纶》说：“妇人经水与乳，俱由脾胃所生。”因此，脾胃亏虚是该病的重要病机。方中菟丝子辛、甘、平，归肾、肝、脾经，功能补肾益精养肝，平补肾阴阳，是调经、种子、安胎首选药；人参味甘微温，归脾、心经，功能大补元气补脾益肺，安神益智。菟丝子、人参共为君药。枸杞子补血养肝，填精益髓，滋养肝肾，与淫羊藿温肾壮阳，共助君为臣。君臣合用既能大补气血精，又能调补肾阴阳。柴胡、丹参疏肝活血为佐，炙甘草补脾益气、调和诸药为使。诸药共奏补肾健脾之效。本研究结果显示：中药预防组可显著升高血清 INH-β 含量及卵巢组织 INH-β mRNA 相对表达量，中药治疗组可显著升高卵巢组织 INH-β mRNA 相对表达量，对血清 INH-β 含量无明显影响，表明中药预防组作用优于中药治疗组。各组小鼠血清 INH-β 含量与 INH-β mRNA 表达的变化有相似的趋势。INH-β mRNA 及 INH-β 的变化规律说明其蛋白的表达增加或减少是由基因的转录水平升高或下降引起的。从而推测这可能是补肾健脾中药治疗卵巢功能早衰的一个重要机理：通过增强卵巢 INH-β mRNA 的表达，从而提高 INH-β 的含量，改善卵巢的储备功能。从早期对卵巢储备功能的下降起阻碍或延缓的作用。

（陈丽霞、张玉珍、徐发彬、林青梅、谈海东、廖慧慧、黄晓利、梁晓云、赵燕）

补肾健脾法对卵巢功能围早衰患者卵巢储备功能影响的临床研究

卵巢早衰为引起卵巢功能过早衰退的较常见的妇科疑难病，其发病率在妇女中占1%～3%，占继发性闭经的2%～10%。卵巢功能的过早衰退严重影响妇女的生活质量和家庭幸福，近年本病发病率有上升趋势，因此，如何有效地防治POF，是当今生殖医学和生殖健康研究的热点和难点之一。一般认为卵泡早期测定血清FSH水平>10IU/L提示卵巢储备功能已经降低，超过20IU/L，患者可能已经步入卵巢功能衰退进程中。为了深入探讨中药对卵巢储备功能的调节机理，发掘中药对卵巢功能衰退的防治规律，进行了本课题研究：

（一）资料与方法

1. 一般资料

来自2004年9月至2012年5月在广州中医药大学第一附属医院妇科门诊和广东省佛山市南海区妇幼保健院妇科和妇保科门诊就诊的符合POF前期和POF纳入标准的患者92例。

2.POF前期诊断标准

患者年龄<40岁，卵巢功能减退。实验室检查：20IU/L<FSH≤40IU/L，或已经出现月经过少、月经后期、月经稀发、闭经、不孕、潮热汗出等围绝经期症状。

3.POF的诊断标准

（1）临床表现：患者年龄<40岁，①月经失调，40岁以前出现月经稀发、经量减少渐至闭经，或月经规律者突然闭经。②更年期综合征相关症状，面部潮红、阵热、多汗、情绪改变、感觉异常、失眠、记忆力减退、老年性阴道炎、生殖器萎缩等。③或伴不孕、不育。

（2）妇科检查：生殖器及第二性征逐渐萎缩，表现为阴道黏膜菲薄，甚或子宫、乳房萎缩。

（3）辅助检查：①连续2次（间隔1月以上）血清FSH > 40IU/L或伴有E_2 < 73.2pmol/L即可诊断POF。②彩色B超，子宫卵巢血流稀少，双卵巢无卵泡或卵泡数目少，很少在10mm以上。

4. 排除标准

①年龄≥40岁或原发性闭经者；②先天性生殖器发育异常，或后天器质性病及损伤而致的原发或继发性闭经者；③合并有心肝肾和造血系统严重疾病、精神病患者；④对多种药物过敏或已知对本药组成成分过敏者；⑤不符合纳入标准，无法判断疗效或资料不全等影响疗效判断者。

5. 纳入标准

符合诊断标准，且近2个月内未使用激素者。纳入病例先按分区标准分区：L区59例（20 < FSH ≤ 80IU/L）、H区33例（FSH>80IU/L）；各区再采用简单随机法分为治疗组和对照组。各组年龄、病程比较差异无统计学意义（P均>0.05），见表29。

表29　治疗组及对照组L、H区亚组年龄、病程比较（$\bar{x}\pm SD$）

项目	L区		H区	
	治疗组	对照组	治疗组	对照组
	（n=15）	（n=31）	（n=28）	（n=18）
年龄（岁）	32.00±5.18	32.20±4.97	30.67±6.67	29.71±3.55
病程（年）	3.40±2.64	2.55±2.12	2.82±2.33	4.50±2.75

6. 治疗方法

治疗组：予补肾健脾汤剂（由菟丝子、党参、淫羊藿、女贞子、枸杞子、丹参、炙甘草等组成）口服治疗，每天1剂，3个月为1个疗程。

对照组：乙烯雌酚1mg或倍美力0.625mg，1日1次，共20天，后10天每天加用安宫黄体酮4mg，每天2次，停药后来月经，从月经第5天开始重复使用，3 个周期为 1 个疗程。

7. 指标检测

（1）症状评分量表：参考围绝经期综合征广泛采用的 Kupperman 症状评分标准结合中医辨证分型对卵巢功能围早衰期症状进行量化。中医辨证分型参考《中华人民共和国国家标准·中医临床诊疗术语证候部分》《中药新药治疗月经不调的临床研究指导原则》及《中医诊断学》《中医妇科学》。

（2）治疗前后血清 FSH、LH、E_2 水平测定：① FSH、LH、E_2 试剂盒为罗氏诊断产品，批号依次为：170825-01、169665-02、169622-02。② Elecsys 全自动电化学发光免疫分析仪，瑞士 Roche 公司生产。

（3）临床疗效观察：证候疗效判定参考国家药品监督管理局 2002 年发布的《中药新药临床研究指导原则（试行）》及《中医妇科学》（七版教材）中的相关标准制定。

痊愈：症状、体征基本消失，月经恢复正常周期，内分泌恢复正常，或不孕者妊娠。

显效：症状、体征明显好转，证候积分减少≥ 70%，治疗期间月经来潮 2 次以上。

有效：症状、体征好转，证候积分减少≥ 30%，治疗期间月经来潮 1 次或以上。

无效：症状、体征无明显改善，甚或加重。

注：计算公式：[（治疗前积分 – 治疗后积分）/ 治疗前积分]×100%。

8. 统计学分析

采用 SPSS11.5 和 EPI6 统计软件。组间比较采用独立样本 T 检验，自身前后比较采用配对样本 T 检验；等级资料的比较采用 Ridit 分析，计数资料的比较采用 X^2 检验和 Fisher's 确切检验。$P < 0.05$ 为差异有统计学意义。

（二）结果

1. 治疗前后 L、H 区内各组内分泌 FSH、LH、E_2 比较

L 区：治疗组 FSH 降低，E_2 上升，LH 下降，治疗前后比较差异有统计学意义（P 均 < 0.05）。FSH、LH 低于对照组治疗后（P 均 < 0.05），E_2 高于

对照组治疗后（P < 0.05）。

H 区：治疗组 FSH 下降、E_2 上升，与治疗前比较差异有统计学意义（P 均 >0.05）。且治疗后 FSH 治疗组低于对照组（P < 0.05）。见表 30。

表 30 治疗前后 L、H 区内各组内分泌 FSH、LH、E_2 比较（$\bar{x}$ ±SD）

指标 / 组别	L 区	H 区
治疗组 / 对照组	治疗组 / 对照组	治疗组 / 对照组
FSH（IU/L）治疗前	54.43±11.98 / 54.82±19.75	101.33±14.81/ 102.82±29.08
FSH（IU/L）治疗后	34.17±31.53$^{\triangle}$ / 65.56±36.41	65.44±41.35$^{\triangle}$ / 92.87±40.83*
LH（IU/L）治疗前	35.37±30.12 / 39.41±15.10	45.11±13.60/ 50.31±23.25
LH（IU/L）治疗后	19.77±19.30$^{\triangle}$ / 36.28±16.82*	35.23±23.96 / 45.61±17.77
E2（pmol/L）治疗前	103.47±95.73 / 123.49±57.61	66.75±52.78 / 75.25±40.12
E2（pmol/L）治疗后	301.64±176.78$^{\triangle}$ / 96.72±71.78*	188.40±189.18$^{\triangle}$ / 4.50±135.04$^{\triangle}$

注：与治疗前比较，△ P < 0.05；与治疗组比较，*P < 0.05。

2. 两区治疗前后各组疗效比较

L 区 2 组疗效差异有统计学意义（P < 0.01）。H 区 2 组疗效差异无统计学意义（P > 0.05）。L 区 2 组内分泌治愈情况差异显著（P < 0.05）。怀孕情况差异无统计学意义（P > 0.05）。H 区 2 组内分泌、怀孕情况差异无统计学意义（P > 0.05）。见表 31。

表 31　L、H 区治疗前后各组疗效比较 例（%）

组别	例数	痊愈	显效	有效	无效	内分泌正常	怀孕
L 治疗组	31	17	9	2	3	10	7
L 对照组	28	3	10	4	5	2	1

续表

组别	例数	痊愈	显效	有效	无效	内分泌正常	怀孕
H 治疗组	18	3	4	6	5	2	1
H 对照组	15	1	3	2	10	1	0

（三）讨论

两区治疗组均可明显改善患者性欲减退、潮热汗出、阴道干涩症状（性欲减退尤甚），对照组在性欲减退、阴道干涩方面有所改善，治疗组明显优于对照组，L 区优于 H 区。月经治疗情况方面，L 区治疗组优于对照组，H 区则无明显改变。L 区治疗后治疗组 FSH、LH 低于对照组，E_2 高于对照组。H 区治疗后仅 FSH 治疗组低于对照组。提示 L 区疗效较 H 区高，结果表明治疗越早，FSH 水平越低，对症状及 FSH、LH、E_2 的改善效果则越明显。进一步说明了补肾健脾中药可在卵巢储备功能下降时起阻遏作用，对延缓卵巢早衰的进程有一定的疗效，从而降低 POF 的发生。两区患者如不采取治疗，将无法改善患者潮热汗出、阴道干涩、性欲减退的症状。因此，无论哪一区患者均应积极采取合理的治疗措施。

方中菟丝子，补肾益精、养肝，平补肾阴阳，是调经、种子、安胎首选药。人参大补元气补脾益肺，安神益智。菟丝子、人参共为君药。枸杞子、熟地黄补血养阴，填精益髓，滋养肝肾，与淫羊藿温肾壮阳，共助君为臣。君臣合用既能大补气血精，又能调补肾阴阳。柴胡、丹参疏肝活血为佐助，炙甘草补脾益气，调和诸药为使。诸药共奏补肾健脾、疏肝活血、滋养天癸、化生经水、振衰起废之功。上述诸药，大多有调节内分泌或抗早衰的现代药效。临证中需根据证型的偏颇、症状的差异和治疗的目标灵活化裁。

导师张玉珍教授经多年的临床实践，发现 POF 患者多有一个渐进发病的过程。若在该过程中经过中药调理，均能使症状及内分泌指标等有所改善，相反也发现本来已是 POF，但由于失治、误治使病情加重，难以逆转，失去生育机会。就此导师 10 多年前就已提出了“卵巢功能围早衰期”的概念，目的在于能引起医患共同重视卵巢早衰这个疑难病症，希望达到未病先防，有病早治，病后防复的“三级预防”和“治未病”的目标。对月经稀发、闭经或同时有不孕症、出现围绝经期临床表现的可疑病例及早进行卵巢储备功能检测，及时治疗可以通过降低FSH以制止无效的卵泡消耗过程，从而保护更多的卵泡赢得治疗时机，增加生育机会。

（陈丽霞、黎燕华、梁晓云、林青梅）

主要参考文献

[1] 张玉珍，罗颂平．临床应用滋肾育胎丸“异病同治”的体会．中药材，1999（6）：31-33

[2] 张玉珍．中医妇科学．第2版．北京：中国中医药出版社，2007

[3] 史云，张玉珍，廖慧慧．卵巢功能早衰的免疫学研究及中医药治疗浅析．中医药学刊，2004（6）：1089

[4] 张玉珍，史云，廖慧慧．试论中医药治疗卵巢早衰的思路与方法，中医杂志，2005，46（4）增刊：116-117

[5] 史云，张玉珍．补肾健脾、调肝活血法治疗卵巢功能早衰30例临床观察．中医药学刊，2006，24（6）：1174-1176

[6] 刘敏如，谭万信．中医妇产科学．第2版．北京：人民卫生出版社，2011

[7] 罗元恺．实用中医妇科学．上海：上海科学技术出版社，1994

[8] 孙广仁．中医基础理论．北京：科学出版社，1994

[9] 杜惠兰．寒邪与月经病的关系．甘肃中医，1993（2）：4

[10] 匡调元．中医体质病理学．上海：上海科学技术出版社，1996

[11] 林其德，苏小玲．抗磷脂抗体相关性复发性流产的诊治．中国实用妇科与产科杂志，2013，29（2）：106-108

[12] 宋永红，常青，陈诚，等．剖宫产瘢痕妊娠保守治疗的相关危险因素Meta分析．实用妇产科杂志，2015，31（1）：64-70

[13] 13 罗元恺．肾气、天癸、冲任的探讨及其与妇科的关系．上海中医药杂志，1983（1）：11-13

[14] 14 孙宁铨．对“奇恒之府”——胞宫的认识与探讨．江苏医药·中医分册，1979（3）：11-12

[15] 张文阁．阅古鉴今话子宫．陕西中医学院学报，1986（1）：11-13

[16] 沈自尹．中医肾的古今论，中医杂志，1997（1）：48–50
[17] 成肇智．中医病机论．北京：中国医药科技出版社，1997
[18] 张玉珍．中医调经法及临床应用规律．新中医，1997，29（5）：2–4
[19] 宋·陈自明．妇人大全良方．北京：人民卫生出版社，2006
[20] 明·张介宾．景岳全书．杭州：浙江古籍出版社，2013
[21] 清·傅山．傅青主女科．北京：人民卫生出版社，2006
[22] 唐·王冰．黄帝内经．北京：人民卫生出版社，2007
[23] 罗颂平，张玉珍．罗元恺妇科经验集．上海：上海科学技术出版社，2005
[24] 周柏榕．叶天士养肝体清肝用方浅释．中国农村医学，1982（4）：10–11
[25] 金匮要略．山西：山西科学技术出版社，2008
[26] 江玲．张玉珍教授治疗卵巢功能减退 1 例报道．新中医，2013，45（12）：200–202
[27] 廖慧慧，赵颖，张玉珍．张玉珍教授分阶段辨证治疗经期延长的临床思路．新中医，2014，46（3）：21–22
[28] 张玉珍，罗颂平．罗元恺教授调经、助孕、安胎的思路与方法．广州中医药大学学报，2004，21（5）：352–355
[29] 张慧娟．张玉珍教授诊治卵巢早衰验案 1 则．新中医，2010，42（7）：153–154
[30] 谢幸，苟文丽．妇产科学．第 8 版．人民卫生出版社，2013
[31] Alzubaidi Nahrain H，Chapin Heather L，Vanderhoof Vien H，et al. Meeting the needs of young women with secondary amenorrhea and spontaneous premature ovarian failure.Obstetgynecol，2002，99（5Pt 1）：720–725
[32] 王伟，李继俊．卵巢早衰的病因学研究进展．现代妇产科进展，2002，11（2）：136–8
[33] Takamizawa S，Shibahara H，Shibayama T，et al.Detection of antizona pellucida antibodies in the sera from premature ovarian failure patients by a highly specific test. Fertil Steril，2007，88（4）：925–932.
[34] 杨桂艳．卵巢早衰与免疫．国外医学·妇幼保健分册，1997（8）：59–61
[35] 林建华，严隽鸿，林其德，等．抗卵巢抗体对卵巢组织及其功能影响的实验研究．中华妇产科杂志，1998，33（12）：735–736

[36] Smith S，Hosid S.Premature ovarian failure associated with autoantibodies ot the zona pellucida. Int J Fertil，1994，39（6）：316-9
[37] ChattoPadhyay D，Sen MR，Chat EN，et al.Antiovarian antibody in premature ovarian failure.Indian J Med Sci，1999，53（6）：254-258
[38] Holland CM.47，XXX in an adolescent with premature ovarian failure and autoimmune disease.J Pediatr Adolescgynecol，2001，14（2）：77-80
[39] Ishizuka B，Kudo Y，Amemiya A，et al.Anti-nucluear antibodies in pations with premature ovarian failure.Hum Reprod，1999，14（1）：70-75
[40] Chernyshov V P，Radysh TV，Gura IV，et al.Immune disorders in women with premature ovarian failure in initial period. A m J Reprod lmmunol，2001，46（3）：220-225
[41] 杨桂艳，王一理，曹攒孙，等.卵巢早衰患者外周血 $CD4^{+}$、Th1/Th2 细胞分布研究.生殖医学杂志，1998，7（4）：227-30
[42] 王一峰，欧汝强，杨宁，等.卵巢早衰患者血清抗透明带抗体和肿瘤坏死因子-α，γ-干扰素及白细胞介素-2 的分析.生殖医学杂志，2002，11（1）：7-10
[43] Rusell P. The clinic pathological feature，premature ovarian failure.Verh Dtschges Pathol，1997，81：197
[44] Zhang，P，Shi YH，Wang，LC，et al.Sequence variants in exons of the BMP-15gene in Chinese patients with POF.Acta Obstetgynecol Scand，2007，86（5）：585-589
[45] 俞林，李美芝.高促性腺激素闭经的研究进展.国外医学·计划生育分册，1999，18：4
[46] 史文静，赵怡漩.卵巢早衰.国外医学·妇幼保健分册，2002，13（1）：7-9
[47] 倪虹.卵巢早衰.国外医学·妇产科学分册，2001，28（2）：85-87
[48] 许小凤，范春，包广勤.卵巢早衰与卵巢储备功能下降的相关发病因素探讨.中国循证医学杂志，2011，11（4）：400-403
[49] 庞震苗，易颖，陈凯佳.卵巢早衰发病的流行病学调查及可能性预测的数学模型的构建.现代中西医结合杂志，2007，16（28）：4257-4258
[50] 赵倩.卵巢早衰的研究现状与进展.生殖与避孕，2014，34（1）：59-64

[51] 于传鑫 . 妇科内分泌疾病治疗学 . 上海：复旦大学出版社，2009，481–487

[52] 杨冬梓 . 妇科内分泌疾病检查项目选择及应用 . 北京：人民卫生出版社，2011

[53] American Congress of Obstetricians and gynecologists.Committee opinion no.618：ovarian reserve testing.Obstetgynecol，2015，125（1）：268–273

[54] Jiao X，Qin C，Li J，et al.Cytogenetic analysis of 531 Chinese women with premature ovarian failure.Hum Reprod，2012，27（7）：2201–2207

[55] 胡琳莉 . 卵巢储备功能与卵巢反应性评估 . 中国实用妇科与产科杂志,2015,31（1）：18–20

[56] 程士德，王洪图，鲁兆麟 . 素问注释集粹，北京：人民卫生出版社，1982

[57] 山东中医学院校释 . 黄帝内经素问校释，北京：人民卫生出版社，1982

[58] 李克光 . 杨百茀 . 金匮要略讲义，上海：上海科学技术出版社，1985

[59] 钱伯煊 . 女科方萃，北京：人民卫生出版社，1982

[60] 隋・巢元方 . 诸病源候论 . 北京：人民卫生出版社，1984

[61] 唐・孙思邈 . 孙真人千金方 . 北京：人民卫生出版社，2000

[62] 唐・王焘 . 外台秘要方 . 北京：中国医药科技出版社，2011

[63] 尹桂平，田思胜 . 宋代国家医学藏书与医学学术史关系的探讨 . 山东中医药大学学报，2012，36（3）：217–225

[64] 宋・陈自明 . 妇人大全良方 . 北京：人民卫生出版社，1985

[65] 罗元恺 . 中医妇科学 . 北京：人民卫生出版社，1994

[66] 金・李杲 . 兰室秘藏，北京：中医古籍出版社，1987

[67] 王永炎，王耀迁 . 今日中医妇科，北京：人民卫生出版社，2000

[68] 元・朱丹溪 . 丹溪手镜 . 北京：人民卫生出版社，1982

[69] 明・万全 . 万氏妇人科 . 武汉：湖北人民出版社，1983

[70] 宋・陈沂撰，陈文昭补解 . 陈素庵妇科补解，上海：上海科学技术出版社，1983

[71] 明・虞抟 . 医学正传 . 北京：人民卫生出版社，1984

[72] 罗元恺 . 妇人规 . 广州：广东科学技术出版社，1986

[73] 明・张景岳 . 景岳全书 . 上海：上海科学技术出版社，1995

[74] 明・武之望 . 济阴纲目 . 北京：人民卫生出版社，1996

[75] 清·傅山．傅青主女科．上海：上海科学技术出版社，1959

[76] 黄志英．叶天士医学全书．北京：中国中医药出版社，1999

[77] 清·吴谦，等．医宗金鉴．第2版．北京：人民卫生出版社，1985

[78] 邓铁涛，程之范．中国医学通史·近代卷．北京：人民卫生出版社，2000

[79] 裴正学．血证论评释．北京：人民卫生出版社，1986

[80] 张锡纯．医学衷中参西录．石家庄：河北科学技术出版社，1995

[81] 牛爱琴．卵巢早衰临床治疗探讨．中医临床研究，2012，4（11）：10–12

[82] 滕秀香．122例卵巢早衰患者中医证候分析及致病因素调查．中国中医药信息杂志，2008，15（4）：18–20

[83] 徐旻．16例卵巢早衰患者自杀原因分析及护理心理干预．护理学报，2013，20（48）：72–73

[84] 陈诗君，宁艳，刘小婷，等．心理调护对肾虚型卵巢早衰治疗的影响．全科护理，2012，10（5）：1353–1354

[85] 姜迎，王博伟．王小云教授运用中医情志疗法治疗更年期综合征的经验．中医学报，2011，26（4）：422–423

[86] 邱鸿钟．临床心理学．广州：广东高等教育出版社，2002

[87] 何玉琼，梁雪雯，苏建芬，等．情志护理配合中医治疗卵巢早衰．护士进修杂志，2006，21（12）：1137–1138

[88] 张玉珍，史云．中医“治未病”在防治卵巢早衰中的应用．广州：第九次全国中医妇科学术大会论文集，2009：134–140

[89] 廖慧慧，赵颖，张玉珍．张玉珍教授继承、创新中医调经法的思路与方法．天津中医药，2015（15）：260–263